周围神经超声检查及精析病例图解

（第2版）

主 审 刘吉斌 周晓东

主 编 陈定章 郑敏娟

副主编 刘丽文 王 晶 丛 锐 赵 睿

编 者（以姓氏笔画为序）

王 晶（空军军医大学西京医院）

丛 锐（空军军医大学西京医院）

刘丽文（空军军医大学西京医院）

朱永胜（南方医科大学深圳医院）

陈定章（空军军医大学西京医院）

郑敏娟（空军军医大学西京医院）

赵 睿（空军军医大学西京医院）

郝纪锟（空军军医大学西京医院）

人民卫生出版社

图书在版编目（CIP）数据

周围神经超声检查及精析病例图解 / 陈定章，郑敏娟主编 . —2 版 . —北京：人民卫生出版社，2020

ISBN 978-7-117-29549-9

I.①周… Ⅱ.①陈… ②郑… Ⅲ.①周围神经系统疾病–超声波诊断–病案–图解 Ⅳ.①R745.04–64

中国版本图书馆 CIP 数据核字（2020）第 058064 号

人卫智网	www.ipmph.com	医学教育、学术、考试、健康，购书智慧智能综合服务平台
人卫官网	www.pmph.com	人卫官方资讯发布平台

周围神经超声检查及精析病例图解
（第 2 版）

主　　编：陈定章　郑敏娟
出版发行：人民卫生出版社（中继线 010-59780011）
地　　址：北京市朝阳区潘家园南里 19 号
邮　　编：100021
E - mail：pmph @ pmph.com
购书热线：010-59787592　010-59787584　010-65264830
印　　刷：北京盛通印刷股份有限公司
经　　销：新华书店
开　　本：710×1000　1/16　印张：15.5
字　　数：236 千字
版　　次：2018 年 7 月第 1 版　2020 年 7 月第 2 版
　　　　　2020 年 7 月第 2 版第 1 次印刷（总第 2 次印刷）
标准书号：ISBN 978-7-117-29549-9
定　　价：188.00 元
打击盗版举报电话：010-59787491　E-mail：WQ @ pmph.com
质量问题联系电话：010-59787234　E-mail：zhiliang @ pmph.com

序

肌骨超声已成为超声医学的重要内容，在临床上广泛应用，是骨科、运动医学、康复理疗、急诊医学、疼痛治疗、麻醉等专业不可或缺的检查手段。周围神经疾病是其中一个重要部分，浅表组织超声常常是首选的诊断方法。周围神经解剖复杂，在体内走行跨度大、分布广，穿行于肌肉组织和血管之间，需要超声医师具备丰富的解剖和临床知识。只有掌握了规范的操作手法，并熟知各类病变的典型超声特征，方能对周围神经疾病做出正确的诊断。如果有一本专著能将周围神经的解剖、生理、病理、检查手法和临床经验以动态视频和音频讲解的方式呈现给大家，必将会受到广大超声工作者的喜爱和欢迎。

空军军医大学西京医院陈定章教授与我相识多年。20多年前，他在托马斯杰斐逊大学医院超声研究所进修时就对肌骨浅表超声产生了极大的兴趣，现已成为知名的肌骨神经超声专家，特别是在周围神经疾病超声诊断方面享有盛誉。陈教授团队在工作中孜孜不倦、勤于思考，积累了丰富的经验，获得了大量难得的解剖与临床资料，包括制作精良的尸解标本。他们经过数月的努力，将诸多解剖、超声及手术影像资料悉心整理归纳，并借助现代科技手段，创新性地采用视频与音频动态讲解相结合的方式，将各类常见与少见的典型病例生动地呈现在读者面前。没有晦涩难懂的理论，只有实用精要的图文与视频，深入浅出，通俗易懂，非常适用于这项特殊的超声检查技术的学习和实践。

本书讲解音频由陈教授亲自录制，如同对读者面对面授课，每一类病例都是精心挑选，从临床症状、诊断思路、检查手法到典型超声表现层层递进，使读者能够快速了解和掌握周围神经疾病的基本解剖、常见病变和各类典型病例，是一本内容丰富、实用性强、易于学习掌握的优质专著。相信此书的出版，将对国内神经疾病超声诊断和临床应用起到良好的推动作用。

"路漫漫其修远兮,吾将上下而求索",孜孜以求,诲人不倦,正是陈教授团队的精神写照。相信这本书的问世能让更多肌骨神经超声的学习者获益。

刘吉斌

托马斯杰斐逊大学医院超声研究所

2019 年 12 月 14 日　写于费城

前言

　　随着医学科学技术的不断进步,超声检查已成为与 X 线、CT 和 MRI 并列的肌肉骨骼系统主要临床影像诊断技术之一,广泛应用于骨关节以及麻醉疼痛、免疫、康复理疗、神经内科及手外科等专业领域,尤其是高分辨率超声对人体大部分周围神经组织均可以进行高质量的成像,甚至可以和 MRI 相媲美,超声检查已成为临床诊治周围神经疾病不可或缺的首选检查手段。国内肌骨超声成像应用与研究随着临床与影像科室对其的日益重视而蓬勃发展,特别是基层医院均已普及超声检查设备,有巨大的临床潜在需求;但由于起步较晚,基础较为薄弱,还有很多临床医师甚至超声医师并不了解超声在周围神经疾病中的作用,肌骨超声影像的培训与推广较国外相对滞后,广大临床医师急需一本专业详细、指导作用强的肌骨神经超声专科专著。

　　笔者从事超声专业已久,1996 年 3 月有幸赴费城托马斯杰斐逊大学医院超声研究所访问学习,师从国际超声权威专家 Barry Goldberg 和刘吉斌两位教授,得到了他们的悉心指点,使我对肌骨浅表超声的临床应用有了启蒙和了解。1998 年 3 月回国后,在一次偶然的临床工作中,临床手外科教授请我给一名疑似正中神经损伤的患者会诊,并问我"超声能看神经吗?",我抱着试一试的心态,仔细检查,发现了神经断裂并进行了定位,手术结果也证实了结果与超声检查一致。这样,我的"神经超声之旅"就此开启,多年来与临床多学科(神经内科、手外科等)同仁不断学习、探讨,点滴积累,长期磨砺,终于有了今天的收获。

　　本书以病例图解为主要形式,与其他教材、专著相较,主要有以下特色:在基础方面,与解剖教研室合作提供了诸多新鲜尸体解剖图片,帮助读者深入了解神经走行;在内容方面,笔者从事肌骨神经超声诊断数十年,长期与外科密切合作,收集了丰富翔实的典型病例资料,内容十分全面,不仅包含了常见多发疾病,也囊括了迷走神经、副神经、腓浅神经等少见病例,将此逐一整理,三十余年经验凝聚于斯,皆倾囊相授;在形式方面,本书采用动态视频及音频讲解相结合的形式,从基础解剖到一个个鲜活的临床病例,从正常结构到异常病变,层层递进,清晰明了,深入浅出,如临堂授课,似对面交流,使读者在充满兴趣中完成学习之旅,印象深刻,效率倍增。

本书自2018年出版第1版以来广受好评,使得超声、骨科、神经内科、麻醉科、疼痛科及康复理疗科等专业医师均受益。读者皆反映此书深入浅出,可作为学习神经超声检查及可视化介入超声治疗、神经阻滞的入门图书,也可作为学习掌握典型神经疾病案例定位分析思路及临床经验的专科教材。此次修订再版,更在第1版的基础上新增了许多新的典型案例以及术中动态音频,并由手外科教授讲解,使读者了解手术过程及解剖结构,比起第1版更直观、更易理解。

本书能在繁忙的临床工作之余顺利完成,要感谢中国医师协会超声医师分会何文会长、中国超声医学工程学会李建国会长的大力支持,感谢中国超声医学工程学会肌骨专业委员会主任委员郭瑞君教授、海峡两岸医药卫生交流协会超声医学专业委员会主任委员段云友教授的指点和帮助,感谢中华医学会手外科学分会副主任委员、空军军医大学西京医院手外科丛锐教授及团队的多年合作与支持。感谢我的团队在本书编写过程中付出的努力,为了进一步提高本书的质量,诚恳希望各位读者、专家提出宝贵意见。

陈定章

中国超声医学工程学会
肌骨专业委员会副主任委员
空军军医大学西京医院
2019年12月于西安

获取图书配套增值内容步骤说明

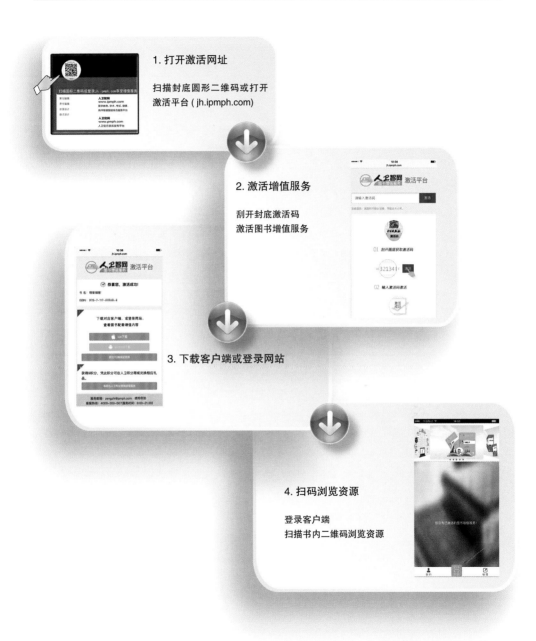

1. 打开激活网址

扫描封底圆形二维码或打开
激活平台 (jh.ipmph.com)

2. 激活增值服务

刮开封底激活码
激活图书增值服务

3. 下载客户端或登录网站

4. 扫码浏览资源

登录客户端
扫描书内二维码浏览资源

客服热线：400-111-8166
（服务时间 8:00—21:30）

目录

第一章　周围神经解剖

第二章　周围神经扫查方法及正常声像图

第三章 周围神经异常声像图

第四章 周围神经疾病典型病例

第五章 超声新技术在周围神经疾病诊治中的应用及前景

第一章

周围神经解剖

第一节 周围神经解剖概述

　　周围神经(peripheral nerve)系统指除脑和脊髓以外、分布于全身各处的神经结构和神经组织。中枢神经根据连接部位的不同,可分为连接脊髓的脊神经和连接脑的脑神经两大部分:脑神经有12对,脊神经有31对。周围神经则根据分布的不同分为躯体神经和内脏神经;躯体神经分布于体表、骨、关节和骨骼肌,内脏神经分布于内脏、心血管、平滑肌和腺体。

　　周围神经的基本组成单位是神经纤维,神经纤维是由神经元的长突起和包在其外的神经胶质细胞构成,每条神经纤维外包被神经内膜,多条神经纤维相互聚集形成神经纤维束,由神经束膜包绕,不同数目神经纤维束由神经外膜包绕形成神经干(图1-1),发出分支遍布于身体各处。神经干内的神经纤维并不是始终沿着某一神经束走行,而是不断从一个神经束到另一个神经束,在束间互相穿插移行,呈丛状反复交织,不断交换神经纤维,使神经束的大小、数目和位置不断发生变化。周围神经干内除神经纤维外,尚有大量间质组织。间质组织包括胶原纤维、弹性纤维、脂肪组织、血管和淋巴管等。这些间质组织大量分布在神经束之间,少量分布在神经束内。由于神经干内间质较多,神经束在

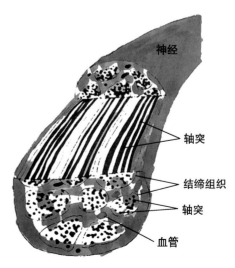

图1-1　神经模式图

神经
轴突
结缔组织
轴突
血管

干内的位置排列变化较大。供给神经的血管在神经外膜内穿行,沿途分支进入神经束膜及神经内膜,形成毛细血管网。

神经在走行和分布上具有一些共同特点:较大的神经干多与血管伴行于同一个结缔组织筋膜鞘内,形成血管神经束。在关节处多位于屈侧;某些神经在行程过程中无相应血管伴行,是因为胚胎发育过程中伴行血管逐渐退化所致。

第二节　颈部及四肢主要周围神经结构

全身神经解剖图讲解详见 ER 1-1。

ER 1-1　全身神经解剖图讲解

一、臂丛神经

臂丛神经(brachial plexus):由 C_5~C_8 前支和 T_1 前支的大部分纤维组成,经斜角肌间隙,锁骨下动脉后上方进入腋窝。C_5、C_6 前支合成上干,C_7 前支延续为中干,C_8 前支和 T_1 前支的部分纤维合成下干。各干均分为前、后两股,经锁骨中段的后下方进入腋窝,合成内侧束、外侧束和后束(图 1-2、图 1-3)。在锁骨中点上方,为锁骨上臂丛神经阻滞麻醉处。臂丛锁骨上部发出肩胛背神经、锁骨下肌神经和胸长神经等分支。臂丛和锁骨下动脉均由椎前筋膜形成的筋膜鞘包绕,续于腋鞘(ER 1-2)。

ER 1-2　臂丛神经解剖动态图及讲解

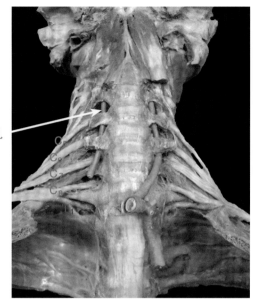

图 1-2 臂丛神经解剖图

注：C_5、C_6、C_7、C_8、T_1 为臂丛神经；箭头所指为椎间孔，
其中走行血管为椎动脉

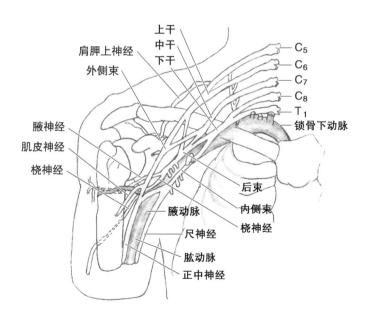

图 1-3 臂丛神经解剖示意图

体表投影：上肢外展 90°，从锁骨中点到肘窝连线，分成 4 等份，上 1/4 即为臂丛的体表投影。

二、正中神经

正中神经(median nerve)(C_6~T_1)：臂丛内侧束的内侧根和臂丛外侧束的外侧根在腋动脉前方汇合为正中神经主干后，先于肱动脉的外侧下行，至喙肱肌止点处，斜越肱动脉浅面或深面转至动脉的内侧，与血管一起降至肘窝。经肘窝向下穿旋前圆肌和指浅屈肌腱弓在前臂正中下行，于指浅、深屈肌之间到达腕部，在桡侧腕屈肌腱和掌长肌腱之间穿经腕管，在掌腱膜深面分支分布于手掌（图 1-4~ 图 1-6）。

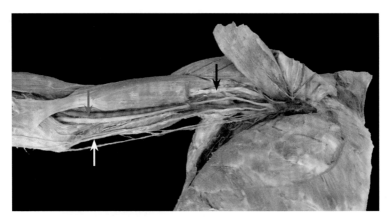

图 1-4　上臂神经解剖图

注：白色箭头示尺神经，蓝色箭头示正中神经，黑色箭头示肌皮神经

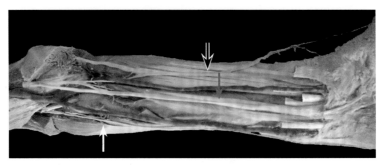

图 1-5　前臂神经解剖图

注：白色箭头示尺神经，蓝色箭头示正中神经，黑色箭头示桡神经

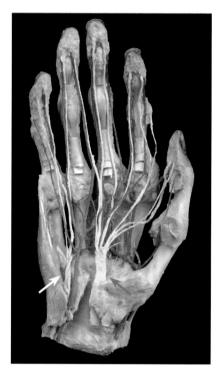

图 1-6　手掌神经解剖图

注:白色箭头示尺神经浅支,蓝色箭头示正中神经

体表投影:在肱二头肌内侧沟上端肱动脉的搏动开始,向下至肱骨内、外上髁间线中点稍内侧,此连线即为正中神经在上臂部的投影线。将此投影线延至腕部桡侧腕屈肌腱与掌长肌腱连线的中点,即为正中神经在前臂的投影线。

三、尺神经

尺神经(ulnar nerve)($C_8 \sim T_1$):发自臂丛内侧束,经腋动、静脉之间出腋窝,于肱二头肌内侧沟、肱动脉内侧下行至臂中段,而后穿内侧肌间隔至臂后区内侧,下行入肱骨内上髁后方的尺神经沟,在此由后向前穿过尺侧腕屈肌的起点,行至浅表前内侧,伴随尺动脉于尺侧腕屈肌与指深屈肌之间下行至桡腕关节上方发出手背支,主干在豌豆骨桡侧,屈肌支持带浅面分为浅支和深支,经掌腱膜深面、腕横韧带浅面进入手掌。

体表投影:自胸大肌下缘肱动脉搏动点开始,向下内侧到肱骨内髁与鹰嘴之间的连线为尺神经在上臂部的投影线。将此线在前臂的尺侧延至豌豆骨的外侧,则为尺神经在前臂的投影线。尺神经在肱骨内上髁后方的尺神经沟内位置最浅,容易触及。

四、桡神经

桡神经(radial nerve)(C_5~T_1):发自臂丛后束,位于腋动脉的后方,伴肱深动脉向下外行,经肱三头肌长头和内侧头之间,沿桡神经沟绕肱骨中段后面旋行向外下,至肱骨外上髁稍上方穿过外侧肌间隙达肱肌与肱桡肌之间,继续下行于肱桡肌与桡侧腕长伸肌之间。桡神经在上臂部发出较多分支,其中肌支主要分布于肱三头肌、肘肌、肱桡肌和桡侧腕长伸肌。关节支分布于肘关节。皮支共有三支:臂后皮神经在腋窝发出后分布于臂后区的皮肤;臂外侧下皮神经在三角肌止点远侧浅出,分布于臂下外侧部皮肤;前臂后皮神经自臂中段外侧浅出下行至前臂后面,直达腕部,沿途分支分布于前臂后面皮肤。

体表投影:自腋后襞下缘外侧端与上臂相交处斜向外下连于肱骨外上髁,此连线即为桡神经在上臂背侧面的投影。

五、坐骨神经、胫神经、腓总神经

1. 坐骨神经(sciatic nerve)(L_4、L_5、S_1~S_3) 为全身最粗大,行程最长的神经。坐骨神经经梨状肌下孔出盆腔至臀大肌深面,在坐骨结节与大转子之间下行入股后区,于股二头肌长头的深面下行,达腘窝上方分为胫神经和腓总神经两大终支(图1-7~ 图1-9)。坐骨神经在股后区发肌支支配股二头肌、半腱肌和半膜肌,同时也有分支至髋关节。

体表投影:从坐骨结节与大转子连线的中点开始,向下至股骨内、外侧髁连线的中点的上 2/3 段即为坐骨神经在股后区的投影线。坐骨神经痛时,此连线常出现压痛。

2. 胫神经(tibial nerve)(L_4、L_5、S_1~S_3) 为坐骨神经本干的延续,下行进入腘窝,与位于深面的腘血管相伴继续下行至小腿后区比目鱼肌深面,后伴随胫后血

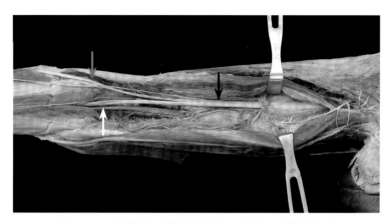

图 1-7　下肢神经解剖图（坐骨神经、胫神经、腓总神经）

注:白色箭头示胫神经,蓝色箭头示腓总神经,黑色箭头示坐骨神经

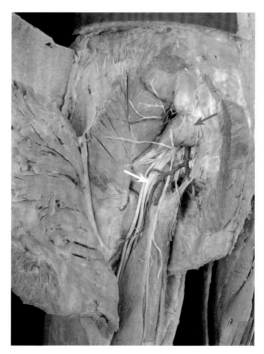

图 1-8　下肢神经解剖图（梨状肌、坐骨神经）

注:白色箭头示坐骨神经,蓝色箭头示梨状肌

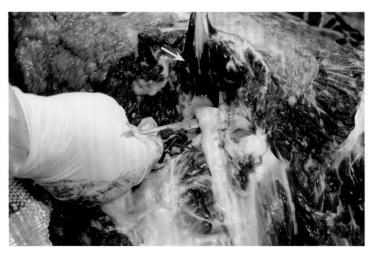

图 1-9 坐骨神经、梨状肌新鲜尸体图

注:黄色箭头示梨状肌,红色箭头示坐骨神经

管行至内踝后方,最后在屈肌支持带深面的踝管内分为足底内侧神经和足底外侧神经两终支进入足底。

体表投影:从股骨内、外侧髁连线中点向下连至内踝后方的下行直线可作为胫神经的体表投影线。

3. 腓总神经(common peroneal nerve)(L_4、L_5、S_1、S_2) 在腘窝近侧部由坐骨神经发出后,沿股二头肌肌腱内侧向外下走行,至小腿上端外侧绕腓骨颈向前穿腓骨长肌后,分为腓浅神经(superficial peroneal nerve)和腓深神经(deep peroneal nerve)。腓总神经在腓骨颈处的位置非常表浅,易受损伤。

体表投影:从腘窝上角,经股二头肌内侧缘至腓骨小头下后方做一连线,即为腓总神经的表面投影。

六、股神经及隐神经

股神经(femoral nerve)为腰丛发出的最大分支。自腰大肌外侧缘发出后,在腰大肌与髂肌之间下行到达腹股沟区,随后在腹股沟韧带中点稍外侧穿过,于股动脉的外侧进入大腿的股三角区。股神经在股三角内发出数条分支,其中肌支主要分布于髂肌、耻骨肌、股四头肌和缝匠肌。皮支中有行程较短的股中间皮神经和股内侧皮神经,分布于大腿和膝关节前面的皮肤区。

股神经皮支中最长的是隐神经(saphenous nerve),该分支伴随股动脉进入收肌管下行,出此管后在膝关节内侧继续下行,于缝匠肌下端的后方浅出至皮下(图1-10)。随后与大隐静脉伴行沿小腿内侧面下行至足内侧缘沿途发出分支,分布于髌下、小腿内侧面及足内侧缘的皮肤。

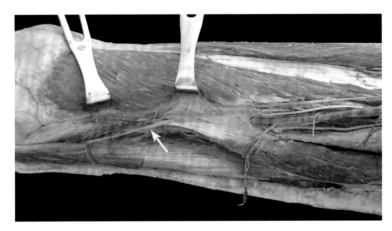

图1-10　下肢神经解剖图(隐神经)

注:箭头示隐神经

体表投影:腹股沟韧带的中点之后有股动脉穿过,在此处可触及股动脉的搏动,在此向外1cm为股神经穿出腹股沟韧带处,由此垂直向下5cm线段即为股神经的体表投影。从膝关节内侧、沿胫骨内侧缘的后方至足踝内上方的连线相当于隐神经的体表投影。

参考文献:

[1] 王金锐,刘吉斌.肌肉骨骼系统超声影像学.北京:科学技术文献出版社,2007.
[2] 崔立刚.外周神经超声图谱.北京:北京大学医学出版社,2014.
[3] 王月香.肌骨超声必读.北京:科学出版社,2013.
[4] 郭瑞君.肌肉骨骼系统超声学.北京:人民卫生出版社,2008.
[5] Zhong LY,Wang AP,Hong L,et al. Microanatomy of the brachial plexus roots and its clinical significance. Surg Radiol Anat,2017,39(6):601-610.

第二章

周围神经扫查方法及正常声像图

第一节 扫 查 方 法

一、检查前准备

无特殊准备,根据不同的扫查部位,选择相应的体位,以患者舒适和利于扫查为原则。通常采用 10MHz 高频线阵探头,浅表的皮神经可选择更高频率。

二、检查方法

沿神经走行路径的体表投影扫查,先进行神经短轴横断面的上下连续扫查,判定神经结构后,探头旋转 90°追踪神经长轴进行纵向扫查,并注意与血管、肌腱、韧带相鉴别。

三、注意事项

周围神经检查时应重点观察的内容包括:神经连续性是否完整、神经结构及回声有无改变、神经与相邻肿物的关系、关节活动时神经位置有无脱位等情况。

神经超声检查前,应仔细询问病史,了解有无相应神经支配区域的神经刺激症状,了解可能与神经卡压有关的活动或相关职业。怀疑某条神经病变时,行叩击试验判断神经激惹情况[蒂内尔征(Tinel sign)是指叩击神经损伤或神经损害的部位或其远侧,出现其支配皮区的放电样麻痛感或蚁走感,代表神经再生的水平或神经损害的部位]。

肌电图是描记神经 - 肌肉传导动作电位的客观指标,应作为超声检查的重要参考。

四、仪器调节

一般采用中高档彩色超声诊断仪,具备较理想的浅表器官分辨率,同时又具有一定的穿透性。使用频率7~10MHz线阵探头,必要时辅以3.5MHz扇扫探头检查深部组织(如大腿肌肉较厚显示坐骨神经时)。

第二节 正常声像图

典型周围神经的短轴切面呈椭圆形,内部呈筛孔样结构,其中低回声为神经束,高回声为神经束之间的间隔。长轴切面扫查时,神经束呈条带样低回声,与线状强回声间隔规则排列。神经外膜为线状强回声结构。不同部位的神经声像特征并非完全一致,与探头频率、神经粗细、入射角度都有关。

一、臂丛神经

臂丛神经是由C_5~C_8神经前支及T_1神经前支组成,C_5和C_6组成上干,C_7延伸为中干,C_8和T_1组成下干,下干位于小斜角肌的表面。各干均分为前后两股,每股平均长1cm,上干与中干前股组成外侧束,下干前股直接延伸为内侧束,三个干的后股组成后侧束,然后各束再分成上肢的正中神经、桡神经、尺神经、腋神经等与锁骨下动脉、分支动脉伴行。

臂丛神经扫查方法:臂丛神经的超声检查可分为神经根部、肌间沟区、锁骨上区、锁骨下区和腋窝区五个部分检查。

1. 神经根部 臂丛神经根包括C_5、C_6、C_7、C_8和T_1神经,但T_1神经根部由于位置较深而不作为常规超声检查内容。于前、中斜角肌之间可显示臂丛神经的短轴声像图,旋转探头显示长轴声像图(图2-1~图2-3)。各神经根的定位可根据椎动脉入颈椎横突孔的位置和颈椎横突的形态来进行综合判断。C_5、C_6颈椎的横突均有前结节和后结节,超声上显示为前、后两个呈结节状的强回声结构,后方伴声影,神经根自前、后结节之间的沟内向外下走行;而C_7颈椎无前结节,仅有后结节(图2-4),根据此特征可确定为第7颈椎和相应的C_7神经根,其他神经根可依次向上、向下而确定（图 2-5~ 图 2-7）。检查时,探头可横切放置在一侧颈部,于颈椎前、后结节之间显示颈神经根结构,横切面检查神经后可进行纵切面检查（ER 2-1~ER 2-3）。

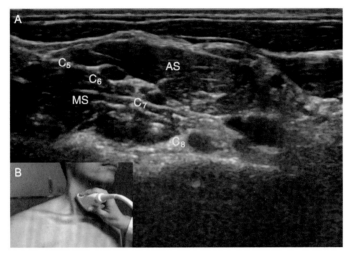

图 2-1 臂丛神经根部短轴声像图

注:图 A 中 C_5、C_6、C_7、C_8 为臂丛神经根,AS 为前斜角肌,MS 为中斜角肌;图 B 为臂丛神经根部扫查示意图

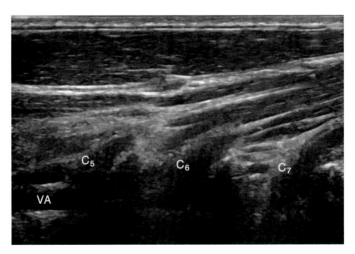

图 2-2 臂丛神经根部长轴声像图

注:VA 为椎动脉,C_5、C_6、C_7 为臂丛神经长轴

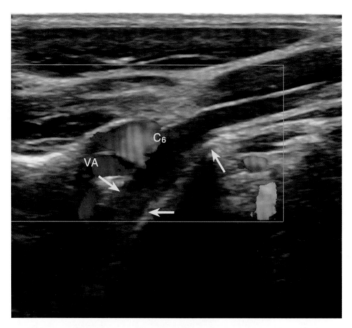

图 2-3　臂丛神经 C$_6$ 神经根从椎间孔发出纵切正常声像图

注:VA 为椎动脉,C$_6$ 为臂丛神经长轴,椎动脉后方箭头示椎间孔内
　　神经,C$_6$ 旁箭头所指强回声为横突

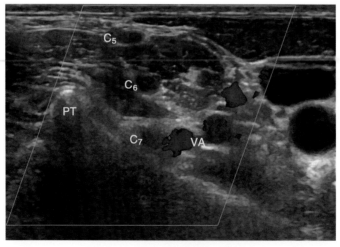

图 2-4　C$_7$ 神经根后结节声像图

注:VA 为椎动脉,C$_5$、C$_6$、C$_7$ 为臂丛神经根短轴,PT 为 C$_7$ 后结节

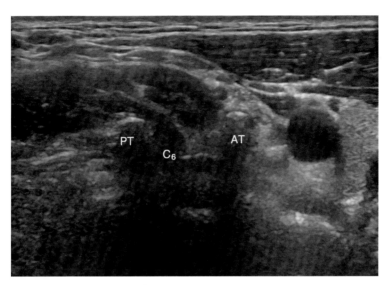

图 2-5　C₆ 神经根前、后结节声像图

注:AT 为前结节,C₆ 为臂丛神经根短轴,PT 为后结节

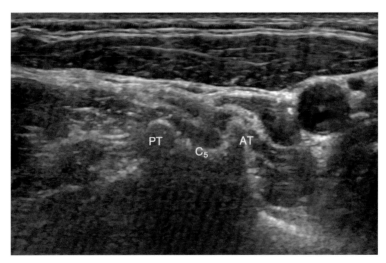

图 2-6　C₅ 神经根前、后结节声像图

注:AT 为前结节,C₅ 为臂丛神经根短轴,PT 为后结节

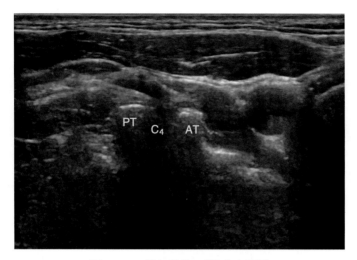

图 2-7　C₄神经根前、后结节声像图

注:AT 为前结节,C₄ 为臂丛神经根短轴,PT 为后结节

ER 2-1　正常臂丛神经 C₆ 动态图及讲解

ER 2-2　正常臂丛神经扫查方法动态图及讲解

ER 2-3　正常 C₅、C₆ 前后结节扫查方法动态图及讲解

2. 肌间沟区 受检者仰卧位,头偏向对侧,探头斜横切放在颈部外侧,大约在锁骨中线上方 2cm 处,于前、中斜角肌之间可见臂丛神经上干、中干、下干结构(图2-8),呈三个类圆形低回声结构,其浅侧为胸锁乳突肌的后缘。

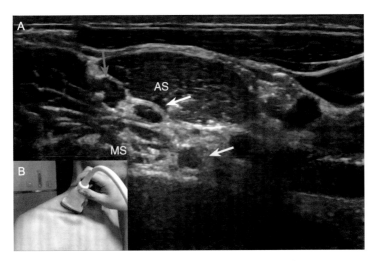

图 2-8 臂丛神经肌间沟区(上、中、下干)声像图

注:图 A 中 AS 为前斜角肌,MS 为中斜角肌,蓝色箭头示臂丛神经上干,白色箭头示臂丛神经中干,黄色箭头示臂丛神经下干;图 B 为臂丛神经干水平扫查示意图

3. 锁骨上区 受检者头中位或者稍偏对侧,上臂外展 20°~30°,首先寻找锁骨下动脉的横断面,在其外上方可清晰显示锁骨上区臂丛横截面(图2-9),其深方可见第 1 肋骨强回声,后方伴声影。

4. 锁骨下区 探头位于锁骨下,相当于喙突下 2cm 处,旁矢状切面可显示腋动脉和腋静脉的横断面,血管周围可见臂丛神经的三个束(图2-10、图2-11)。其中,外侧束位于腋动脉的外侧,内侧束位于腋动脉与腋静脉之间,后束位于腋动脉的深方。

5. 腋窝区 上臂外展 90°,探头置于腋窝,首先寻找腋动脉和腋静脉。桡神经位于腋动脉的外上方,正中神经位于腋动脉与腋静脉之间,尺神经位于腋动脉的后方。该处也可显示肌皮神经(musculocutaneous nerve)(图2-12)。

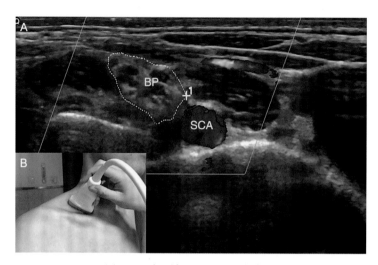

图 2-9　臂丛神经锁骨上区声像图

注:图 A 中 SCA 为锁骨下动脉,BP 为锁骨下动脉旁臂丛神经横截面积;
图 B 为锁骨窝处臂丛神经扫查示意图

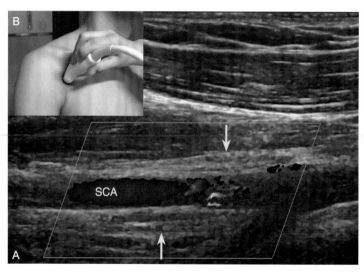

图 2-10　臂丛神经锁骨下动脉束水平(长轴)声像图

注:图 A 中 SCA 为锁骨下动脉,箭头所指为臂丛神经束水平神经长轴;
图 B 为臂丛神经束水平扫查示意图

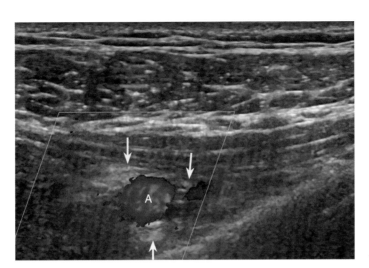

图 2-11　臂丛神经锁骨下动脉水平（短轴）声像图

注：箭头所示为短轴神经束水平，A 为动脉

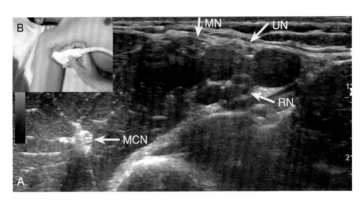

图 2-12　臂丛神经腋窝水平（含肌皮神经）声像图

注：图 A 中 MCN 及箭头示肌皮神经短轴，MN 及箭头示正中神经短
轴，RN 及箭头示桡神经短轴，UN 及箭头示尺神经短轴；图 B 为
臂丛神经腋窝水平扫查示意图

二、正中神经

正中神经扫查方法：超声检查在上肢可先从前臂中部及中臂横切找到正中神
经，然后上、下进行追踪至腋窝和腕部，并垂直神经纵切扫查，观察神经的走行及
卡压位置（图 2-13、图 2-14、ER 2-4）。

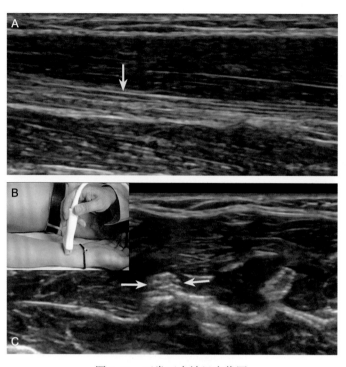

图 2-13　正常正中神经声像图

注:图 A 箭头所指条索样结构为正常正中神经长轴;图 B 为正中神
　　经短轴扫查示意图;图 C 箭头所指筛网状结构为正常正中神经
　　短轴

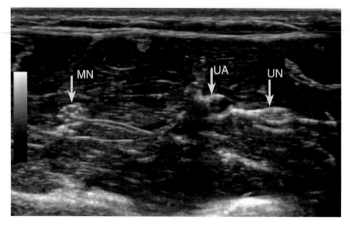

图 2-14　正常前臂正中神经、尺神经横断面声像图

注:MN 及箭头示正中神经,UA 及箭头示尺动脉,UN 及箭头示尺神经

ER 2-4　正常前臂正中神经扫查方法动态图及讲解

正中神经解剖变异:常见为正中神经分叉及永存正中动脉,正中神经一般为一根,然而神经分叉并非罕见,发生率为 3%~19%。神经分叉多发生在腕管水平,神经可以在进入腕管前分为完全独立的两根,并有一定的间隔。也可在腕管内分为两根,但两者相互紧邻(图 2-15)。有时,分叉的正中神经还可伴行永存正中动脉。连续动态扫查,可见该动脉源自尺动脉发出。

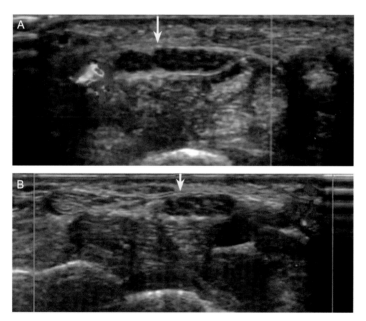

图 2-15　正中神经解剖变异(副正中神经)声像图

注:图 A 为副正中神经变异图,箭头所指处为副正中神经短轴;图 B 为正常正中神经,箭头所指为正中神经短轴

三、桡神经

桡神经扫查方法：超声检查时，可从上臂后方桡神经紧贴肱骨处先横切上、下扫查，然后纵切追踪扫查，向上可追踪至肱三头肌内侧头与外侧头之间，向下则可追踪至肘窝外侧其深、浅支的分叉处（图 2-16、图 2-17、ER 2-5、ER 2-6）。

肌皮神经未单独列出，简要介绍见图 2-18、图 2-19、ER 2-7。

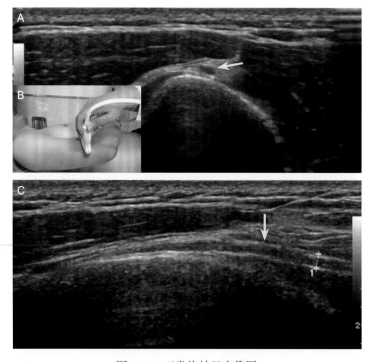

图 2-16　正常桡神经声像图

注：图 A 箭头所指为桡神经短轴；图 B 为上臂桡神经短轴扫查示意图；
　　图 C 箭头所指为桡神经长轴

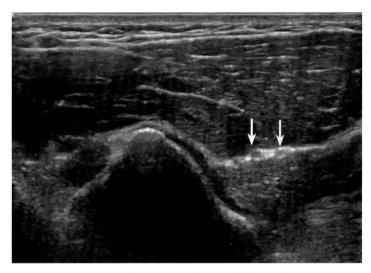

图 2-17　正常桡神经深支及浅支横断面声像图

注：白色箭头所指为桡神经深支，黄色箭头所指为桡神经浅支

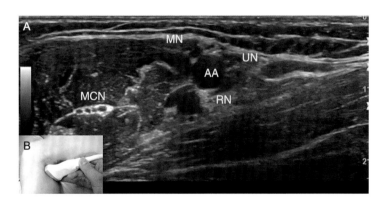

图 2-18　正常肌皮神经短轴声像图

注：图 A 中 MCN 为肌皮神经短轴，MN 为正中神经短轴，RN 为桡神经短轴，UN 为尺神经短轴，AA 为腋动脉；图 B 为上臂腋窝水平肌皮神经扫查示意图

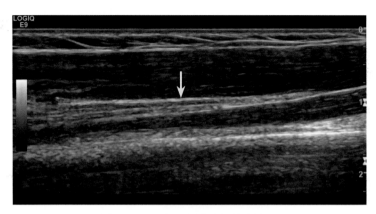

图 2-19   正常肌皮神经长轴声像图

注:箭头所指为肌皮神经长轴

ER 2-5   正常桡神经扫查方法动态图及讲解

ER 2-6   正常骨间背神经扫查方法动态图及讲解

ER 2-7   正常肌皮神经扫查方法动态图及讲解

四、尺神经

尺神经扫查方法:超声检查时,可先从肘后部尺神经开始向下或向上追踪扫查,先短轴横切后长轴纵切。在肘后位于肱骨外上髁与尺骨鹰嘴之间的尺神经沟内,在前臂位于尺侧腕屈肌及指深屈肌之间。前臂下端与尺动脉伴行可作为超声定位标志(图 2-20、ER 2-8)。

指神经未单独列出,简要介绍见图 2-21、图 2-22。

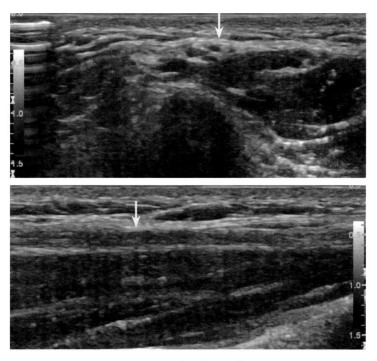

图 2-20 正常尺神经声像图

注:箭头所指为正常尺神经短轴及长轴

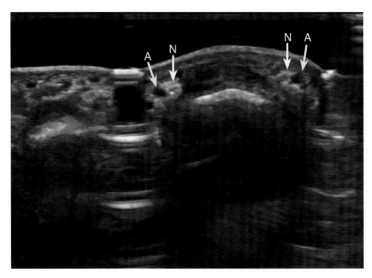

图 2-21　正常指神经短轴声像图

注:N 及白色箭头所指为指神经短轴,A 及黄色箭头所指为指动脉短轴

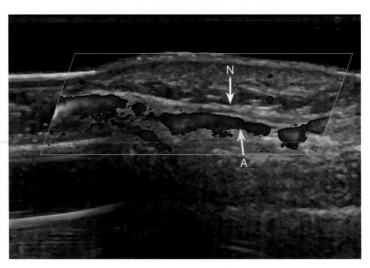

图 2-22　正常指神经长轴声像图

注:N 及白色箭头所指为指神经长轴,A 及黄色箭头所指为指动脉长轴

ER 2-8　正常尺神经扫查方法动态图及讲解

五、坐骨神经、胫神经、腓总神经

坐骨神经、胫神经、腓总神经扫查方法:超声检查时先在下肢腘窝处下方,横断面上、下扫查。于腘动、静脉旁向上寻找坐骨神经,声像图显示坐骨神经横切面为网状结构(图 2-23、ER 2-9),然后坐骨神经向下分为胫神经及腓总神经,胫神经位于腘窝动静脉旁长轴沿着胫动脉前方走行(图 2-24),腓总神经向外下方走行并绕过腓骨小头,腓总神经在腓骨头下方分为腓浅神经和腓深神经(图 2-25、图 2-26),腓浅神经位于趾长伸肌与腓骨长、短肌之间,腓深神经伴行胫前动脉下行(ER 2-10)。

坐骨神经走行变异:坐骨神经走行出骨盆的最典型位置为梨状肌下缘向下,但神经也可自梨状肌上缘发出。大部分坐骨神经在腘窝或腘窝近端分为胫神经和腓神经,但也有高位就分开的情况。

ER 2-9　正常坐骨神经根部扫查方法动态图及讲解

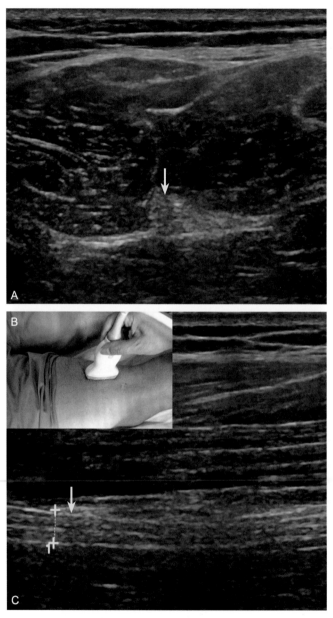

图 2-23 正常坐骨神经短轴及长轴声像图

注:图 A 中箭头所指为坐骨神经短轴;图 B 为扫查示意图;图 C
  箭头所指为坐骨神经长轴

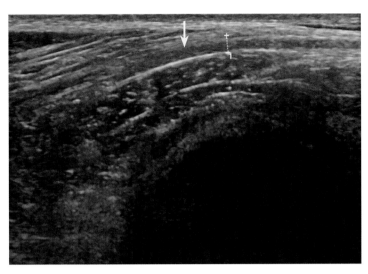

图 2-24 正常腓总神经长轴声像图

注:箭头所指为腓总神经长轴

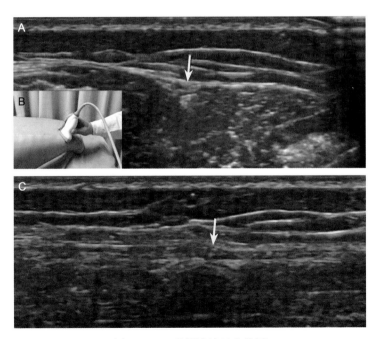

图 2-25 正常腓浅神经声像图

注:图 A 箭头所指为腓浅神经短轴;图 B 为正常腓浅神经扫查示意图;
图 C 箭头所指为腓浅神经长轴

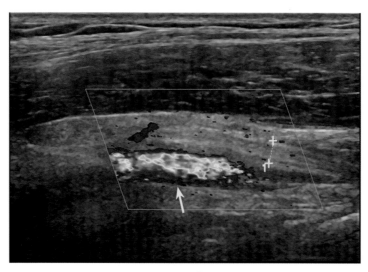

图 2-26　正常胫神经声像图

注:箭头所指处为腘动脉,游标卡尺处为胫后神经长轴

ER 2-10　正常坐骨、胫神经、腓总神经扫查方法动态图及讲解

六、股神经及隐神经

　　股神经及隐神经扫查方法:探头由髂前上棘沿腹股沟韧带滑向耻骨联合,髂腰肌与股动脉之间可见股神经;沿大腿垂直向下滑行,至大腿前内侧 1/3 处,股骨前偏内侧可见三棱形略强回声结构为收肌管,收肌管内可见浅方的股动脉及深方的股静脉,其内侧筛网状结构为隐神经,位于股动脉前外方(图 2-27~ 图 2-29、ER 2-11、ER 2-12)。

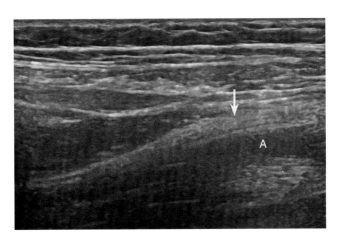

图 2-27 正常股神经长轴声像图

注:箭头所指为股神经长轴,A 为股动脉

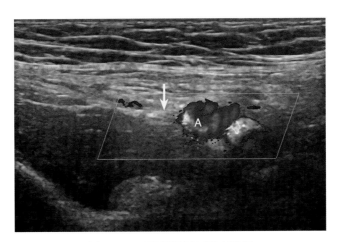

图 2-28 正常股神经短轴声像图

注:箭头所指为股神经短轴,A 为股动脉

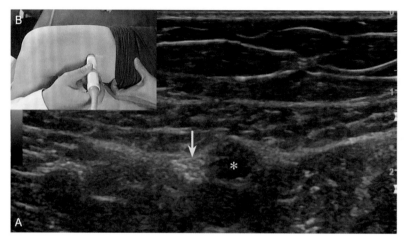

图 2-29　正常隐神经短轴声像图

注:图 A 箭头所指为隐神经短轴,* 为动脉;图 B 为正常隐神经扫查示意图

ER 2-11　正常股神经扫查方法动态图及讲解

ER 2-12　正常隐神经扫查方法动态图及讲解

第三节　测量方法和正常值

周围神经的测量主要分为径线的测量和横截面积的测量。

径线测量：指神经直径的测量，超声声束与神经长轴或者短轴垂直，测量神经外膜与对侧外膜之间的上下径或前后径(图 2-30)，正常周围神经直径参考值见表2-1、表2-2。

神经横截面积的测量：声束与神经短轴切面垂直扫查时，用轨迹描绘法所测出的神经横截面积(图 2-31)。

一定注意随时调整探头，保证声束与神经垂直时进行测量才比较准确。

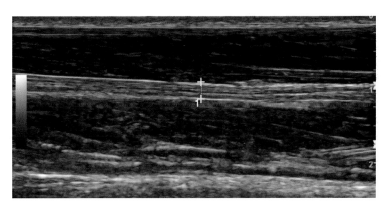

图 2-30　正常正中神经长轴测量声像图

注：游标卡尺为正中神经长轴测量

表 2-1　正常成人双侧臂丛神经直径切线法测量的正常参考值　（单位：mm）

神经名称	C_5	C_6	C_7	C_8
左侧臂丛神经	3.25 ± 0.34	3.36 ± 0.30	3.55 ± 0.29	3.51 ± 0.27
右侧臂丛神经	3.20 ± 0.26	3.38 ± 0.28	3.57 ± 0.24	3.54 ± 0.21

表2-2 双上、下肢主要周围神经的正常参考值

	神经直径 /mm		神经横截面积 /mm²	
	左侧	右侧	左侧	右侧
正中神经	2.31 ± 0.26	2.33 ± 0.27	7.45 ± 1.91	7.31 ± 1.95
尺神经	2.23 ± 0.37	2.20 ± 0.33	6.75 ± 1.67	6.80 ± 1.65
桡神经	2.35 ± 0.28	2.33 ± 0.26	6.08 ± 1.45	6.10 ± 1.44
坐骨神经	5.36 ± 1.35	5.40 ± 1.46	50.01 ± 10.46	56.12 ± 10.22
胫神经	3.48 ± 1.13	3.52 ± 1.10	43.21 ± 7.69	42.11 ± 7.56
腓总神经	2.82 ± 0.68	2.91 ± 0.71	13.92 ± 4.22	14.13 ± 4.53

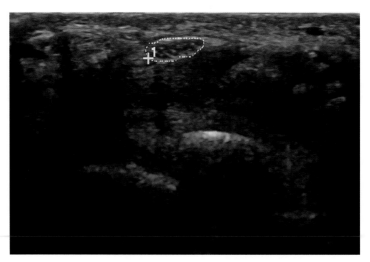

图 2-31 正常正中神经短轴横截面积测量声像图

注:游标卡尺处虚线为正中神经短轴横截面积测量

参考文献:

[1]王金锐,刘吉斌.肌肉骨骼系统超声影像学.北京:科学技术文献出版社,2007.

[2]崔立刚.外周神经超声图谱.北京:北京大学医学出版社,2014.

[3]王月香.肌骨超声必读.北京:科学出版社,2013.

[4]郭瑞君.肌肉骨骼系统超声学.北京:人民卫生出版社,2008.

［5］P.K. Srivastava. High Resolution Ultrasound of Brachial Plexus. Ultrasound in Medicine and Biology,2017,43(1):242.

［6］Zhu YS,Mu NN,Zheng MJ,et al. High-resolution ultrasonography for the diagnosis of brachial plexus root lesions. Ultrasound Med Biol,2014,40(7):1420-6.

［7］Coraci D,Giovannini S,Imbimbo I,et al. Ulnar Nerve Dislocation at the Elbow:The Role of Ultrasound. World Neurosurg,2017,103:934-935.

第三章

周围神经异常声像图

第一节 常见病因

一、神经损伤

神经肿胀伴回声减低常见于周围神经卡压综合征,神经外伤后瘤样增生。神经卡压好发于骨纤维管道处,如腕管内的正中神经,肘管内的尺神经,腓骨头处腓管内的腓总神经,踝管内的胫神经。神经多表现于受压处径线变窄,受压处近端和/或远端肿胀,回声减低,失去正常的筛孔样或层状排列结构。

神经外伤后的纤维瘤样增生可表现为神经局部肿胀,甚至呈瘤样肿胀。这些外伤既可以是直接损伤,如医源性切割伤,也可以是慢性损伤,如足底莫顿神经瘤。

笔者曾行兔坐骨神经损伤模型研究,采用 Mackinnon 所设计的坐骨神经慢性卡压模型,制作家兔坐骨神经损伤模型,与对照组比较观察超声图像、神经电生理及病理学变化,发现:对照组坐骨神经长轴切面上外膜呈平行的条索状中等回声,内部有较强的线状束状回声,横断面为圆形或椭圆形环状回声,内部散在点状回声结构。各卡压组坐骨神经的超声表现:卡压 2 周组见坐骨神经卡压处及两端直径略增粗,内部回声明显减低,其内线性回声连续性差,神经外膜未见增厚,边缘尚整齐,卡压段神经内部回声明显减低。卡压 4 周组见卡压两端神经增粗,卡压段及两端神经内部回声减低,内部线性回声连续性紊乱、不均匀,神经外膜略增厚,边缘欠规整;卡压 6~8 周组则表现为:卡压两端明显增粗,部分后期可形成瘤样改变,卡压段内回声减低,内部线性回声杂乱、不均匀,神经外膜略增厚,边缘欠规整。卡压 6 周组坐骨神经纵切面声像图(图 3-1)示两端坐骨神经内径增粗,线

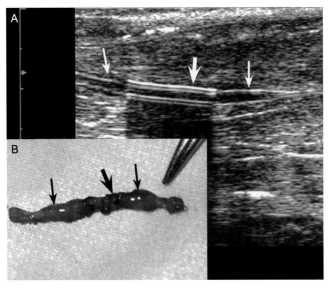

图 3-1　兔坐骨神经损伤超声图及标本图

注:图 A 为坐骨神经纵切面声像图(细箭头所指为卡压段两端坐
　　骨神经内径增粗,线性回声紊乱,神经外膜明显增厚,硅胶管
　　显示为线性强回声包绕(粗箭头),卡压段回声减低;图 B 为
　　取出硅胶管后大体标本,卡压段变细(粗箭头),两端外膜充
　　血,呈"瘤样"改变(细箭头)

性回声紊乱,神经外膜明显增厚,硅胶管外有线性强回声包绕,卡压段回声减低,
左下角为取出硅胶管后大体标本,卡压段较细,两端外膜略充血,略呈"瘤样"改
变。显示超声对组织水肿和容积变化十分敏感,卡压处神经正常轴浆回流受阻导
致神经内含水量增加,静脉回流受阻使神经外液增加致神经水肿(图 3-2、图 3-3)。
该研究结果表明,高频超声可实时显示兔坐骨神经损伤不同阶段的变化,可实时、
动态、准确地观察外周神经损伤程度,为临床诊治和判断预后提供依据。

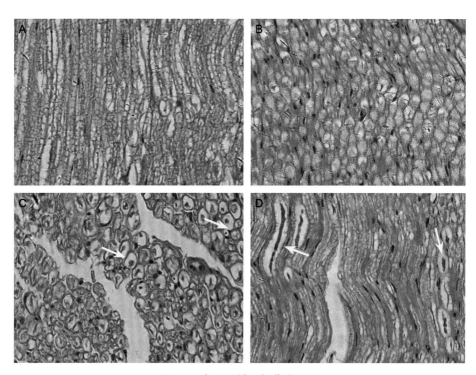

图3-2 兔坐骨神经损伤病理图

注:图A、B所示为兔正常坐骨神经纵断面及横断面光镜;图C为卡压2周组横断面光镜,
箭头所指为髓鞘明显肿胀,髓鞘与轴索间隙增大,轴索肿胀部分呈"星芒状";图D为卡
压8周组纵断面光镜,箭头所指为轴索明显扭曲、断裂,髓鞘崩解(HE,×40)

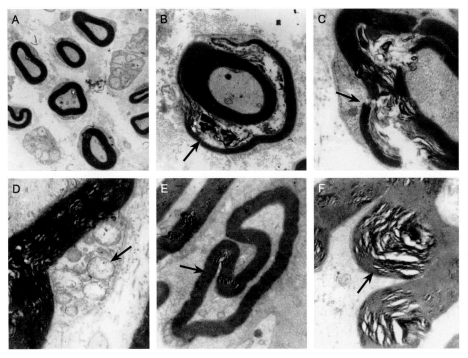

图 3-3　兔坐骨神经损伤电镜图

注:图 A 为正常髓鞘(透射电镜,×4 000);图 B 卡压 2 周组,箭头所指为髓鞘板层明显分离
　　(透射电镜,×7 500);图 C 卡压 2 周组,箭头所指为髓鞘变形,板层分离、断裂(透射电
　　镜,×15 000);图 D 卡压 4 周组,箭头所指为施万细胞内线粒体肿胀、空泡化(透射电镜,
　　×15 000);图 E 卡压 8 周组,箭头所指为髓鞘明显扭曲变形(透射电镜,×12 000);图 F
　　卡压 8 周组,箭头所指为髓鞘内板层分离,结构紊乱(透射电镜,×15 000)

二、神经占位性病变

神经占位性病变可分为神经源性肿瘤和创伤性神经瘤等。

神经源性肿瘤:多发生于外周主干,常见于皮下或表浅肌群,易于发现诊断。
对临床症状不明显的肿物如果认识或经验不足时,常易误诊为淋巴结、血肿、肌纤
维瘤、血管瘤等,而将肿物与神经一起切除或损伤神经,造成医源性神经损伤。常
见的肿瘤主要有神经鞘瘤(neurilemmoma)和神经纤维瘤(neurofibroma)。

创伤性神经瘤(traumatic neuroma):是周围神经损伤后常见的并发症之一,常
因周围神经受到挤压、切割、撕裂或缺血后,神经纤维发生断裂,神经断端再生长

甚至形成反折,导致神经局部梭形增大,或在截断处形成瘤样改变。根据神经的连续性是否存在,将创伤性神经瘤分为不完全创伤性神经瘤和完全离断性神经瘤。

第二节　常见疾病及声像图表现

一、神经卡压及外伤性病变

周围神经在解剖学的通路上,某一段或某一点由于周围的狭窄坚韧的组织结构对神经产生机械性压迫,引发一种特殊类型的周围神经损伤性疾病,称为周围神经卡压综合征(peripheral nerve entrapment syndrome),本质上由神经卡压引起。周围神经卡压综合征是手外科的常见疾病。在上肢,主要表现为颈肩部不适、手部麻痛、上肢无力,逐渐出现手及上肢肌肉萎缩。在下肢,主要表现为腰腿疼痛、不适、无力、脚麻木。

周围神经在解剖通路上的鞘管、裂隙、环及孔等部位是卡压的常见部位,这与所在解剖结构的容积大小、内容物的多少和神经本身的耐压程度有关。容易诱发周围神经卡压综合征的机体内、外因素很多,有的是多种因素综合存在,以解剖因素最为常见。大多数周围神经卡压性疾病与重复性动作有关,如指神经卡压与常用手指根部夹东西有关;腕管综合征常与手指过度活动有关(如手工编织),导致腕管内滑膜水肿压迫正中神经;肘管综合征常与肘关节过度活动有关。

(一)臂丛神经损伤

臂丛神经节前损伤于臂丛神经根发出处变细,连续性中断或消失(图3-4、图3-5),椎间孔外远端神经增粗,椎管旁可伴有脑脊液外漏形成的囊肿(ER 3-1)。

早期臂丛神经节后损伤的横断面较正常侧臂丛神经明显肿胀、增粗,呈低回声,可与周围组织粘连,纵切面神经束状回声消失模糊(图3-6、图3-7、ER 3-2、ER 3-3)。

(二)正中神经损伤

正中神经损伤在腕部多见,常因刀刺伤、砍伤、挤压引起正中神经扭曲或部分中断,致手功能障碍。声像图显示神经的连续性中断或部分中断(图3-8),损伤处

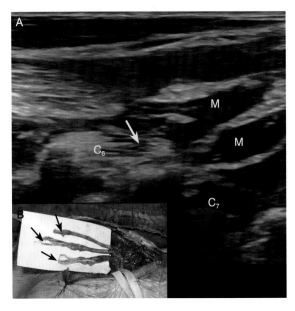

图 3-4　臂丛神经节前根性撕脱伤声像图

注：图 A 中 C_6、C_7 神经根不连续，M 为神经根撕脱瘤样形成，箭头所指为神经根撕脱；图 B 为臂丛神经节前根性撕脱术中图

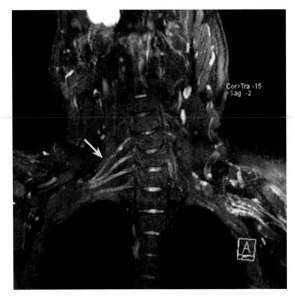

图 3-5　臂丛神经根性撕脱伤MRI 检查

注：黄色箭头所指为正常臂丛神经，红色箭头所指为患侧臂丛神经根性撕脱

ER 3-1 臂丛神经节前损伤动态图及讲解

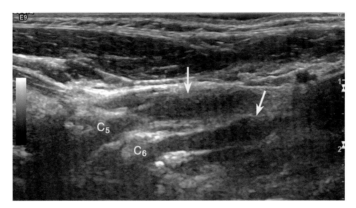

图 3-6 臂丛神经节后上干损伤声像图

注:C_5、C_6 为神经根发出,箭头所指为 C_5、C_6 神经远端增粗、水肿

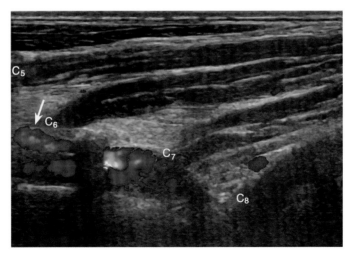

图 3-7 臂丛神经节后神经水肿声像图

注:C_5、C_6、C_7、C_8 为臂丛神经增粗、水肿,箭头所指为椎动脉

ER 3-2 臂丛神经节后上干损伤动态图及讲解

ER 3-3 臂丛神经节后损伤动态图及讲解

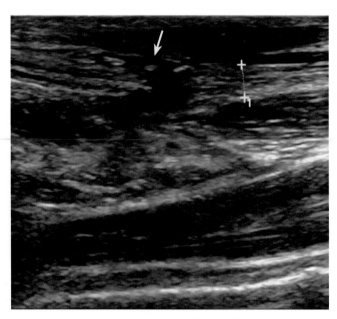

图 3-8 正中神经刀刺伤(神经断裂)声像图

注:箭头所指为正中神经断裂,游标卡尺为正中神经远端

神经明显增粗,内回声减低,神经损伤的两端部分可形成神经瘤(图3-9)。

腕管综合征(carpal tunnel syndrome):腕管综合征是正中神经经过腕管时受到压迫所致,是手麻痛(夜间加重)的最常见疾病,主要病因是腕管内压力增大。主要有两大致病因素:①腕管容积减小(腕管横截面减小):可能与腕部骨、关节的退行性病变以及腕骨间韧带骨化关系密切;②腕管内容物增加:腕管内滑膜增生、滑膜无菌性炎症、纤维化可导致腕管内容物增加,从而增大了腕管内压。这两点都和过多的腕部活动有关。正中神经卡压部位常位于腕横韧带下方。

诊断:①桡侧三指半麻木、疼痛,常常有夜间加重,并常有麻木、夜间惊醒史,甩手或搓手等活动后好转;②严重者可发生鱼际肌萎缩,拇指对掌功能受限;③电生理检查可见鱼际肌出现纤颤电位、正中神经感觉和运动神经传导速度减慢;④超声可见腕管部正中神经在卡压处近端增粗、卡压部神经变细,回声减低(图3-10)。

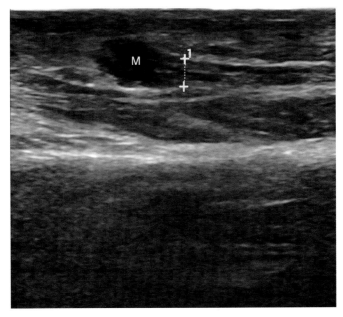

图3-9 正中神经创伤性神经瘤声像图

注:游标卡尺为正中神经远端,M为创伤性神经瘤形成

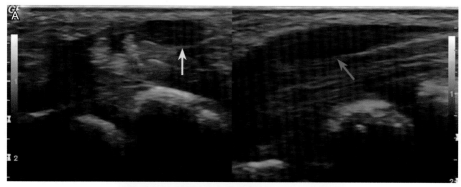

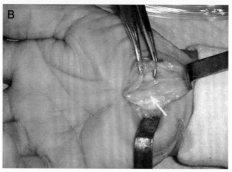

图 3-10　腕管综合征声像图

注:图 A 显示右腕部正中神经卡压,箭头所指为正中神经增粗短轴(黄色箭头)及长轴(蓝色箭头);图 B 为腕部正中神经卡压术中图,黄色箭头所指为神经卡压处

(三) 尺神经损伤

肘管综合征(cubital tunnel syndrome):是肘部尺神经卡压综合征。肘管也是一个骨纤维管道,尺神经走行其内常受到压迫。常见病因有:①肘关节骨折肘外翻畸形愈合,尺神经受牵拉;肱骨内上髁骨折、骨折复位不良或骨质增生;②免疫性或代谢性病变肘关节炎性病变,如类风湿关节炎、痛风性关节炎等;③肘管内占位病变;④频繁过度屈伸肘关节,三角韧带可压迫尺神经;⑤习惯性尺神经脱位等。

诊断:①常见于中年男性,以体力劳动者多见,常表现为环指、小指的麻木和刺痛感,患者可有手部乏力、握力减退、肌肉萎缩、手部活动受限、晚期可出现爪形手畸形;②环指尺侧和小指的感觉障碍,包括刺痛觉减退、消失或过敏;③肌电图表现为尺神经支配肌的失神经电位,在肘部的运动和感觉神经传导速度减慢是最有价值的诊断依据;④X线片可有肘部陈旧性骨折畸形愈合、肘关节骨性关节炎等改变。

声像图显示卡压处尺神经变细,近端及远端神经水肿增粗、神经束状回声消失,呈低回声,边界模糊,神经走行基本正常,部分可形成神经瘤,神经内血流信号可增多(图3-11~图3-13、ER 3-4)。

腕尺管综合征(ulnar tunnel syndrome)又称盖恩综合征(Guyon syndrome)。尺神经在经腕部时通过骨纤维管道,即Guyon管,该处尺神经易受到卡压,即为腕尺管综合征。

诊断:①环、小指麻木、疼痛,手内在肌无力、萎缩,晚期环、小指呈爪形畸形;环指尺侧、小指掌侧及手掌尺侧感觉减退而掌背尺侧感觉正常即应考虑到该病;②肌电图检查可见到尺神经支配的蚓状肌、骨间肌、拇收肌有失神经电位表现,在腕部的运动和感觉神经传导速度减慢有助于本病的确诊和定位;③超声和MRI检查有助于明确腕尺管处的尺神经形态以及是否存在肿瘤。

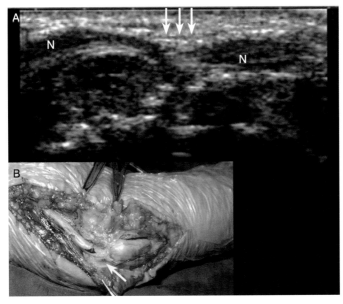

图3-11 肘管综合征声像图

注:图A中N为尺神经长轴,白色箭头所指为神经卡压;图B为尺神经卡压术中图,黄色箭头所指为卡压处

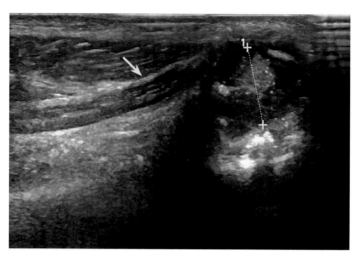

图 3-12　肘管综合征并神经囊肿声像图

注:箭头所指为尺神经增粗,游标卡尺为囊肿形成致神经卡压

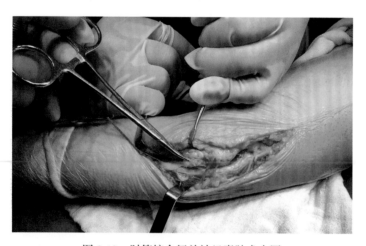

图 3-13　肘管综合征并神经囊肿术中图

ER 3-4　肘管综合征并神经囊肿形成动态图及讲解

（四）桡神经损伤

上臂桡神经在进出肱骨桡神经沟时受到三头肌外侧头起始处增生纤维的包裹,劳累、用力不当或不良体位(如醉酒时上肢屈肘并压在身下熟睡)均可能造成上臂段桡神经卡压。创伤或医源性原因也可导致桡神经牵拉或断裂,致不同程度损伤。

患者常诉颈肩部疼痛手麻,麻木疼痛感延伸至拇指背侧,检查时压痛最明显部位是上臂段桡神经。肌电图在早期可能无异常表现,但超声在早期可发现患侧桡神经两端较健侧增粗,而中间受卡压段明显变细。少数病例见到桡神经上有压迹。

诊断:①疼痛,无明显诱因上臂疼痛,患者常诉疼痛在肩后外下方即三角肌后缘下方,亦可表现为颈肩部疼痛;②在三角肌后缘近止点处常可扪及质地偏硬的条索样的桡神经,此段的桡神经常常压之酸痛明显,且有麻木疼痛向手背放射;③晚期可出现肌肉麻痹,逐渐出现伸腕伸指障碍,感觉异常多位于手背和拇指背侧;④肌电图检查可证实上臂桡神经损伤,但是肌电图的阴性结果不能排除该病。

超声表现:可见桡神经沟处桡神经明显增粗水肿,在桡神经转行到上臂中下 1/2~1/3 处桡神经沟内可见到桡神经突然变细征象(图3-14~图3-16)。

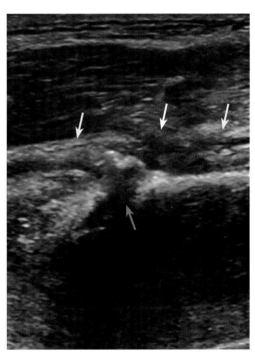

图3-14 上臂桡神经断裂声像图

注:黄色箭头示损伤的桡神经,蓝色箭头所指为肱骨断裂,白色箭头所指为桡神经断裂

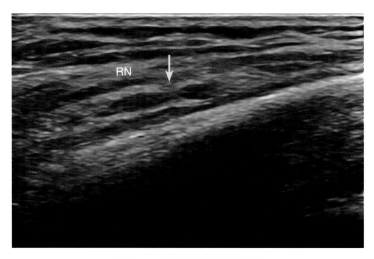

图 3-15　桡神经缩窄声像图

注：RN 为桡神经，箭头所指为桡神经缩窄处

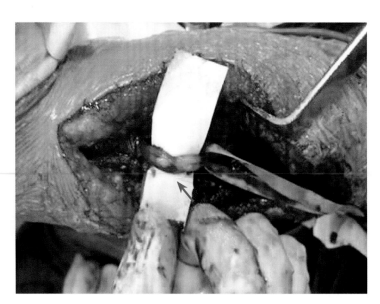

图 3-16　桡神经缩窄术中图

注：箭头所指为术中神经缩窄处

(五)坐骨神经损伤

梨状肌综合征(piriformis syndrome):是由梨状肌的充血、炎症、水肿、肥厚等原因刺激压迫坐骨神经引起的以下肢麻木疼痛、无力为主要临床表现的一种周围神经卡压综合征。

诊断:①臀中部疼痛,并向股外侧、股后侧、小腿外侧放射;②有时可扪及痉挛的梨状肌,有明显的压痛,并向下肢放射;③髋关节抗阻力外旋,臀部疼痛加重,并可诱发同侧下肢麻木疼痛(梨状肌试验);④早期肌电图可能不发现异常,一旦肌电图不正常对诊断有明显的帮助,并可比较明确地判断神经损伤的平面。

声像图显示,梨状肌横断面积增大,形态异常内部呈低回声,梨状肌出口变窄,坐骨神经根部受压水肿增粗,但走行连续(图3-17、图3-18)。部分患者坐骨神经变异或显示不清。

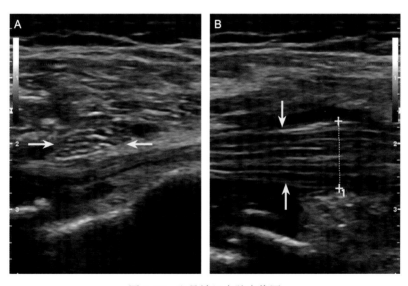

图 3-17　坐骨神经水肿声像图

注:图 A 中箭头所指为正常坐骨神经短轴;图 B 游标卡尺为坐骨神经水肿,箭头所指为坐骨神经

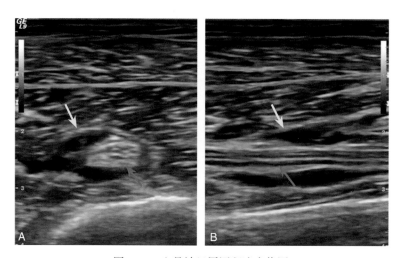

图 3-18　坐骨神经周围积液声像图

注:蓝色箭头示坐骨神经水肿短轴(图 A)及长轴(图 B),黄色箭头示神经周
围积液

(六) 腓总神经损伤

腓总神经走行腘窝外侧沟后,在腓骨头的后外侧下行至腓管,当腓管的容积
减少或内压增高,将引起腓总神经一系列麻痹症状,称为腓管综合征。超声检查
可显示腓总神经走行的连续性及回声异常的改变(图 3-19~ 图 3-21)。

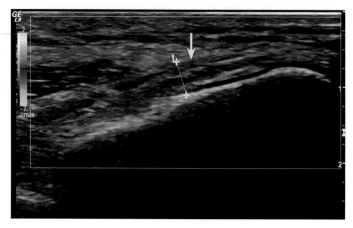

图 3-19　腓总神经损伤长轴声像图

注:箭头所指为腓总神经增粗

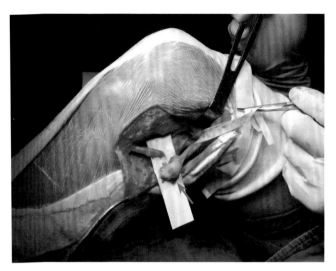

图 3-20 腓总神经断裂并近端创伤性神经瘤形成术中图

注:箭头所指为创伤性神经瘤形成

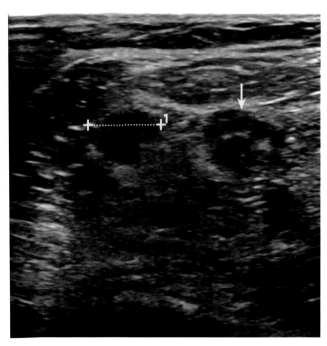

图 3-21 腓总神经损伤短轴声像图

注:游标卡尺为腓总神经增粗,箭头所指为胫神经增粗

(七) 胫神经损伤

踝管综合征(tarsal tunnel syndrome)又称后踝管综合征,是胫神经在内踝屈肌支持韧带下经过纤维骨性鞘管时受压迫所致。踝管综合征可分为近侧踝管综合征和远侧踝管综合征。近侧指胫神经主干卡压,发生于踝管的近侧;远侧指胫神经的一个或多个分支卡压,常发生于踝管的远侧,尤其在展肌近侧的纤维开口处。卡压病因包括:创伤、内踝骨折、胫后血管尤其静脉血淤滞、腱鞘炎、囊肿、扁平足、肌腱血管变异及类风湿关节炎等。另外,足内侧弓有筋膜固定神经,发生病变时致足底内侧神经在近舟骨下方容易卡压,多见于慢跑足损伤(jogger's foot)。

二、神经占位性病变

(一) 神经纤维瘤

神经纤维瘤伴有其他系统性疾病称为神经纤维瘤病,是一种良性的周围神经疾病,属于常染色体显性遗传病,分为两型,较常见的是Ⅰ型,主要累及周围神经,称为外周围型神经纤维瘤病,Ⅱ型较少见,累及中枢神经系统。

Ⅰ型神经纤维瘤病病理组织学上可分为多发结节型、丛状型和弥漫型。多发结节型可以发生在大的神经干,也可发生于小的皮神经,肿瘤为实性,出血和囊性变少见;丛状型好发于躯干部及上肢,常累及较大神经干,范围较大并蔓延至其分支,形成大量沿神经走行的大小不一的不规则梭形膨大结节;弥漫型以头颈部多见,表现为神经组织在皮肤及皮下软组织内沿结缔组织间隙弥漫型生长并包绕正常组织结构,同时病变内部常见大量扩张的血管。

上述病理改变在超声声像图上表现为:①多发结节型,皮下多发性低回声结节,境界清晰,呈圆形、卵圆形,彩色血流示各个结节内部血流信号稀少;②丛状型,一般累及较大范围神经干,声像图表现为肿胀增生的神经纤维扭曲变形,呈"串珠样"排列的低回声结节,中间有神经干相连,彩色血流检查显示结节内部血流信号均较丰富;③弥漫型,表现为病变区皮肤及皮下脂肪层明显增厚,回声弥漫性增高,典型表现为高低回声间杂乱有序的"羽毛状"排列或欠规整的"鱼鳞状"排列。彩色血流示病变区域血流信号丰富伴局部血管瘤样扩张。

（二）神经鞘瘤

神经鞘瘤又称施万细胞瘤（schwannoma），是源于施万细胞的良性肿瘤，可单发或多发于身体任何部位神经干或神经根，是周围神经最常见的肿瘤之一。肉眼观有完整的包膜，常压迫邻近组织，与其发生的神经粘连在一起，有时伴有出血或囊性变。临床上神经鞘瘤多发生于头、颈及肢体的神经主干，其次是四肢屈侧，尤其靠近肘、腕和膝关节处。神经鞘瘤生长缓慢，常表现为无痛性软组织肿块，压迫神经时可引起相应的症状和体征。

超声表现为椭圆形肿物、边界清晰光滑、内部为低回声（可伴有囊性变）、后方回声增强；彩色血流示瘤内可见血流信号（图 3-22～25）。这些表现不具有特征性，只有在肿物一端或两端发现与其相连的神经，才能与其他软组织肿物进行鉴别。因此，超声检查发现沿神经走行分布、有明显包膜的低回声肿物，并与其他软组织肿物进行鉴别排除后，应想到神经源性肿瘤，此时应在肿物两端尽可能仔细扫查，寻找与肿物相连的神经干，确定肿物与神经或血管的关系。但如果神经比较细小，例如皮肤、皮下浅筋膜的细小神经，超声可能不易显示。

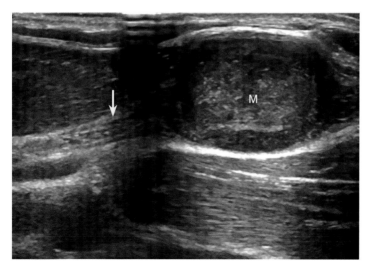

图 3-22　上臂正中神经鞘瘤声像图

注：箭头所指为正中神经，M 为神经鞘瘤

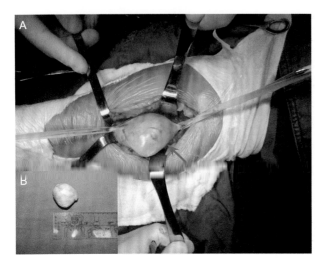

图 3-23 上臂正中神经鞘瘤
术中图

注:图 A 箭头所指为正中神
  经鞘瘤;图 B 为切除术后
  神经鞘瘤

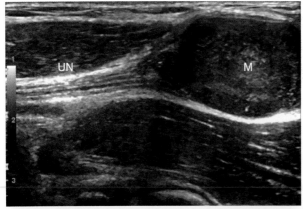

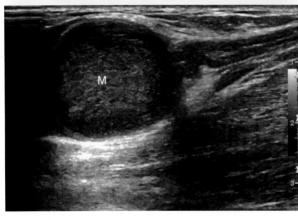

图 3-24 上臂尺神经鞘瘤声
像图

注:UN 为尺神经,M 为神经
  鞘瘤

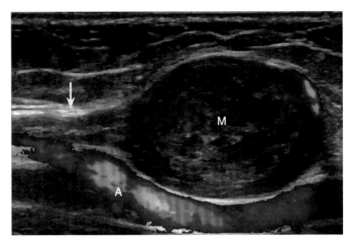

图 3-25 胫神经鞘瘤彩色多普勒声像图

注:箭头示胫神经,M 为神经鞘瘤,A 为腘动脉

　　神经鞘瘤与孤立性的神经纤维瘤声像图类似,既往报道神经纤维瘤更多是对称性生长,但实际上偏心性生长的肿块并不少见,因此该声像图征象并没有明显的特异性。实际上无论在二维还是彩色多普勒血流图上,孤立性神经纤维瘤均难以与神经鞘瘤区分,但神经纤维瘤较少发生囊性变。

　　(三) 创伤性神经瘤

　　1. **完全离断性神经瘤**　神经外膜的条状强回声及神经束线性强回声连续性完全中断、损伤区为紊乱的低回声结构,神经近端增粗、分布欠均匀,正常神经的回声消失。部分病例离断神经的末端局部膨出,呈梭状低回声,可称为残端神经瘤。

　　2. **不完全创伤性神经瘤**　神经外膜的条状强回声及神经束线性回声连续或部分中断,内部点、线性回声不清,伴有不规则低回声,损伤的近端部分膨出,呈梭状低回声,不均匀,与周围软组织有粘连(图 3-26~ 图 3-29)。

　　(四) 神经脂肪瘤病

　　神经脂肪瘤病(neurolipomatosis)也称为神经纤维脂肪瘤病,是少见的周围神经良性病变,常发生在正中神经,多伴受累肢体的巨指(趾)症。超声表现:低回声的神经纤维与高回声的脂肪组织相间排列呈"莲藕状",神经束可增粗。

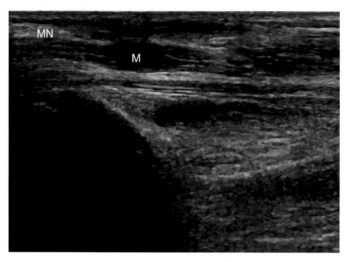

图 3-26　正中神经创伤性神经瘤声像图

注:MN 为正中神经,M 为创伤性神经瘤

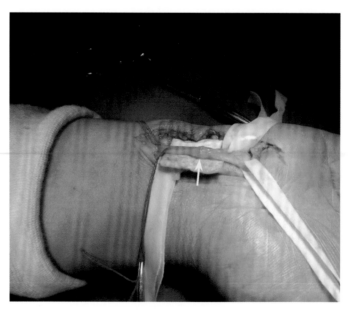

图 3-27　正中神经创伤性神经瘤术中图

注:箭头所指为创伤性神经瘤

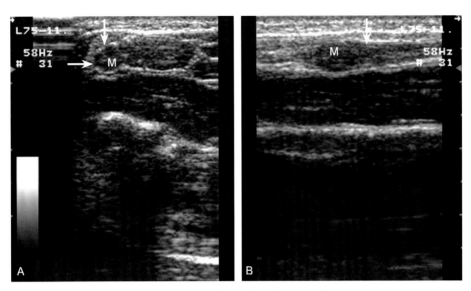

图 3-28　腕部尺神经创伤性神经瘤声像图

注:箭头所指分别为腕部尺神经短轴(A 图)及长轴(B 图),M 为创伤性神经瘤

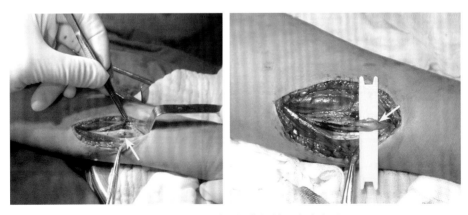

图 3-29　腕部尺神经创伤性神经瘤术中图

注:箭头所指为创伤性神经瘤术中所见

参考文献:

[1] Daga G,Kerkar PB. Brachial Plexus Injury After Right Hepatectomy. Indian J Surg Oncol, 2017,8(2):191-194.

[2] Kosutic D,Gajanan K. Rare case of a liposarcoma in the brachial plexus. Ann R Coll Surg Engl,2016,98(7):e106-108.

[3] Chen AM,Yoshizaki T,Velez MA,et al. Tolerance of the Brachial Plexus to High-Dose Reirradiation. Int J Radiat Oncol Biol Phys,2017,98(1):83-90.

[4] Zheng M,Zhu Y,Zhou X,et al. Diagnosis of closed injury and neoplasm of the brachial plexus by ultrasonography. J Clin Ultrasound,2014,42(7):417-422.

[5] Aubuchon A,Arnold WD,Bracewell A,et al. Sciatic neuropathy due to popliteal fossa nerve block. Muscle Nerve,2017,56(4):822-824.

[6] Arányi Z,Polyák I,Tóth N,et al. Ultrasonography of sciatic nerve endometriosis. Muscle Nerve,2016,54(3):500-505.

[7] Billakota S,Ruch DS,Hobson-Webb LD. Ultrasound Imaging of Median Nerve Conduit in a Patient With Persistent Median Nerve Symptoms. J Clin Neurophysiol,2018,35(1):e1-e2.

[8] Ljungquist KL,Martineau P,Allan C. Radial nerve injuries. J Hand Surg Am,2015,40(1):166-172.

[9] Jayendrapalan J,Ramesh VG,Karthikeyan KV,et al. Primary lymphoma of the radial nerve presenting as nerve sheath tumor. Neurol India,2018,66(1):258-260.

第四章

周围神经疾病典型病例

第一节　臂丛神经疾病典型病例

　　臂丛神经损伤在创伤中常见，致残率较高，是周围神经损伤中最严重的损伤之一，大多需采用手术治疗。术前准确的定位及影像学评估是创伤性臂丛神经损伤治疗的基础。臂丛神经损伤分为闭合性损伤和开放性损伤，闭合性损伤多见于车祸、运动损伤（如滑雪）、坠落时颈部的牵拉伤或挤压伤等；开放性损伤最常见的主要原因是车祸、常见并发伤（如锁骨骨折、颈椎横突骨折、肩袖撕裂、锁骨下动脉破裂、枪弹伤、刀刺伤等），均可引起臂丛神经部分撕脱、撕裂和上臂功能障碍。

　　臂丛神经闭合性损伤分为锁骨上损伤、锁骨下损伤，其中锁骨上损伤分为神经节前和神经节后损伤。神经节前损伤又称为臂丛神经根性撕脱伤，构成臂丛神经的脊神经在脊髓部位的丝状结构断裂使接近神经元胞体的轴突损伤，神经元丧失再生能力、死亡，是臂丛神经损伤中最严重的一种，可造成患者肢体终生残疾。神经节后损伤指：各个神经根部损伤（未发生撕脱伤）、神经干的损伤（包括上干、下干、中干型以及干以下）。锁骨下的内、外、后束损伤及上肢主要神经起始部损伤也属于神经节后损伤。神经节后损伤程度最轻，其神经结构保持完整、功能暂时缺失，常因神经受到牵拉及微循环被破坏，而处于缺血、缺氧状态，致神经轴突退变，神经外膜水肿，周围出血粘连、机化、瘢痕纤维化形成，导致压迫、紧固神经纤维束，从而引起神经传导功能障碍或丧失。

　　由于臂丛神经损伤平面较高，神经再生速度较慢，部分神经终生变性，其治疗效果还不太满意，至今对臂丛神经的诊治仍是临床难题之一，早期诊断臂丛神经损伤对患者的预后及疗效有重要意义。

一、节前损伤(病例1~病例7)

臂丛神经节前损伤指椎管内神经前后根丝状结构处断裂,损伤后不能自行恢复,损伤的病理基础是:神经根撕脱或鞘膜囊破裂时,脑脊液沿着神经根会流向硬膜外或椎管外。因周围软组织的损伤或瘢痕形成,可使其流动受限或包裹形成假囊肿,位于病侧椎间孔处,病变严重时可延至腋窝,这是影像诊断的基础。

节前损伤暴力程度较严重,常合并昏迷病史,颈肩及上肢多发骨折,伤后常出现持续性剧痛。超声诊断要点:臂丛神经根发出处内径变细、消失或神经根远端增粗水肿、连续中断,椎管旁可见囊性包块,为损伤处椎管内脑脊液囊性聚积形成。

病例1

病例摘要:患者,男,20岁。外伤后左上肢自主活动功能丧失及感觉障碍2个月余。专科查体:左颈部可触及一包块,大小约4cm×3cm,质硬,无活动性,压之轻度疼痛,左上肢感觉麻木,肌肉明显萎缩,左肩关节重力性脱位。肌电图:左侧正中神经、尺神经、桡神经、肌皮神经、腋神经的运动神经反应未引出,严重损伤。MRI:左侧臂丛神经损伤伴周围组织挫伤,相应平面脊髓变性,C_6~C_7椎间平面左侧颈根部良性囊性变。

超声所见:臂丛神经 C_5、C_6、C_7 根部发出神经直径变细为0.2~0.3cm,向下走行距 C_6 发出约3.0cm处可见一无回声区,边界清,大小约2.6cm×3.6cm;C_8 根部发出未显示,于 C_8 处椎管及椎动脉旁可见一范围约2.5cm×0.9cm的无回声区。腋下尺、桡神经走行连续,未见明显异常。超声提示:左侧臂丛神经损伤,上、中、下干神经水肿,C_8 未见神经根部发出,C_6、C_8 椎管旁囊性包块(囊肿),可疑节前损伤(图4-1~图4-5、ER 4-1)。

手术所见:左 C_5~T_1 神经根完全撕脱,局部两处脑脊液囊肿,神经根部已经牵拉到锁骨下平面,术中肌电图判定属节前型损伤。

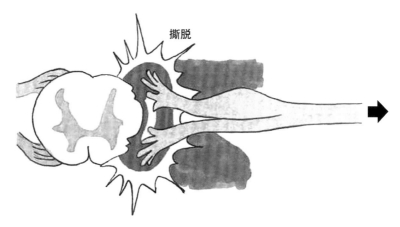

图 4-1　臂丛神经根性撕脱示意图

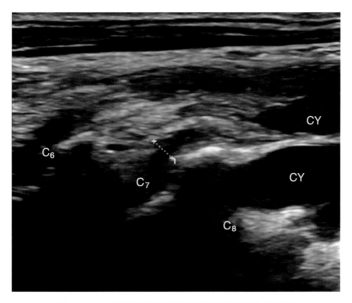

图 4-2　C$_8$ 水平臂丛神经节前根性撕脱伤声像图

注:C$_6$、C$_7$ 神经根发出变细,C$_8$ 未见神经根发出,CY 为脑脊液囊
　　肿形成

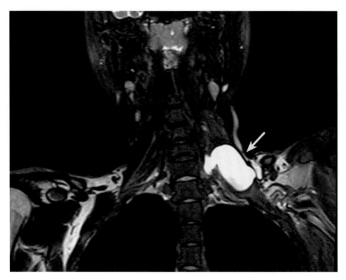

图 4-3　臂丛神经节前根性撕脱伤 MRI 冠状位图像

注:箭头所指为 C_8 脑脊液囊肿

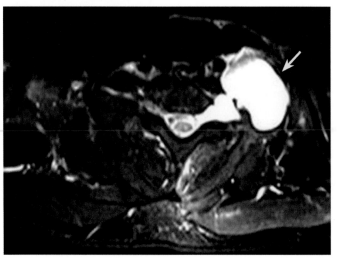

图 4-4　臂丛神经节前根性撕脱伤 MRI 横断面图像

注:箭头所指为 C_8 脑脊液囊肿

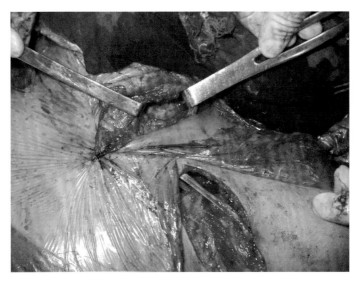

图 4-5　臂丛神经节前根性撕脱术中图

ER 4-1　臂丛神经节前根性撕脱伤动态图及讲解

病例 2

　　病例 2 臂丛神经节前根性撕脱伤影像学检查及术中所见见图 4-6~ 图 4-8 及 ER 4-2。

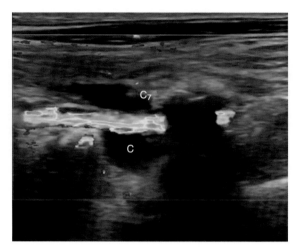

图 4-6　C_7 水平臂丛神经节前根性撕脱伤声像图

注:C 示囊肿,C_7 示 C_7 神经根

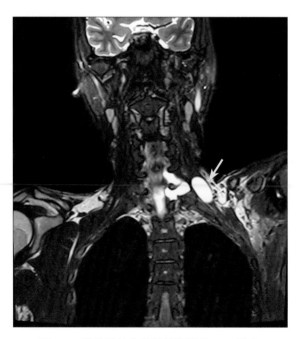

图 4-7　臂丛神经节前根性撕脱伤 MRI 检查

注:箭头所指高信号为囊肿

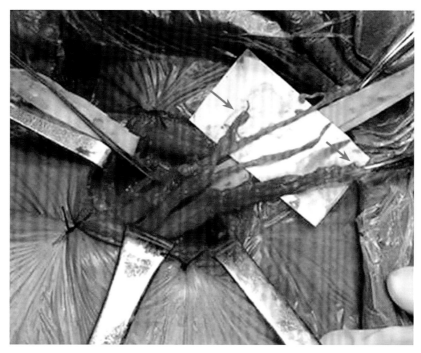

图 4-8 臂丛神经节前根性撕脱术中图

注:箭头所指为臂丛神经根性撕脱

ER 4-2 臂丛神经节前根性撕脱伤动态图及讲解

病例 3

病例 3 臂丛神经节前根性撕脱伤影像学检查及术中所见见图 4-9~图 4-11 及 ER 4-3。

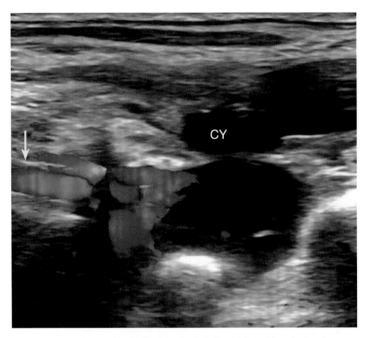

图 4-9　臂丛神经节前根性撕脱声像图（范围累及全臂丛）

注：箭头所指为椎动脉，CY 为椎动脉旁囊肿

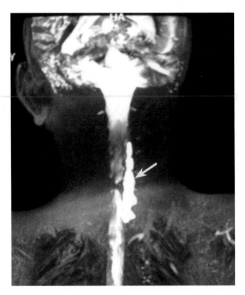

图 4-10　臂丛神经节前根性撕脱脊髓 CT 造影图像

注：箭头所指为造影剂漏出

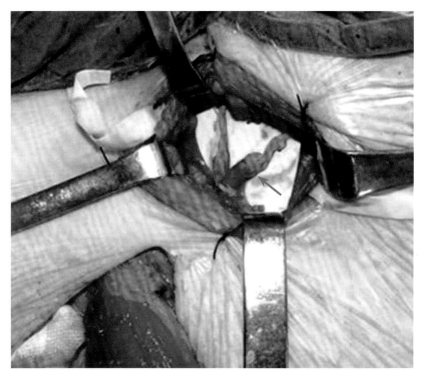

图 4-11　臂丛神经节前根性撕脱术中图

注:箭头所指为神经根性撕脱

ER 4-3　臂丛神经节前根性撕脱伤动态图及讲解

病例 4

病例 4 臂丛神经节前根性撕脱伤影像学检查及术中所见见图 4-12~ 图 4-14。

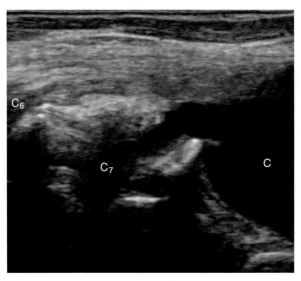

图 4-12　C₅~C₇ 水平臂丛神经节前根性撕脱伤声像图

注:C₆、C₇ 未见神经根发出,C 为囊肿

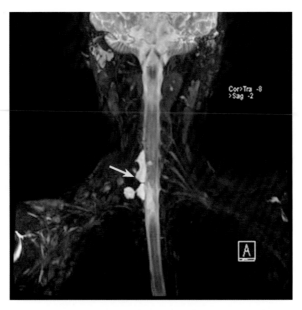

图 4-13　臂丛神经节前根性撕脱伤 MRI 检查

注:箭头所指为脑脊液

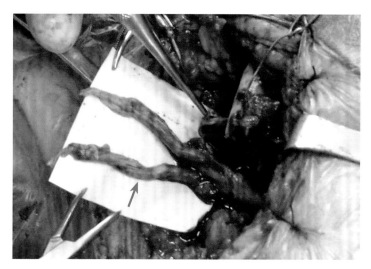

图 4-14　臂丛神经节前根性撕脱伤术中图

注:箭头所指为神经根性撕脱

病例 5

病例 5 臂丛神经节前损伤影像学检查及术中所见见图 4-15~ 图 4-17 及 ER 4-4、ER 4-5。

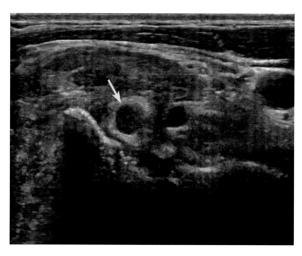

图 4-15　臂丛神经 C_7 节前损伤声像图

注:箭头处显示 C_7 根部增粗,回声减低

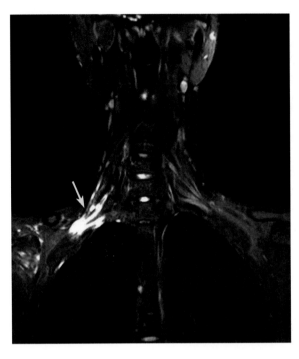

图 4-16　臂丛神经节前损伤
MRI 检查

注:箭头所指高信号为臂丛神经
　C₅、C₆、C₇ 损伤

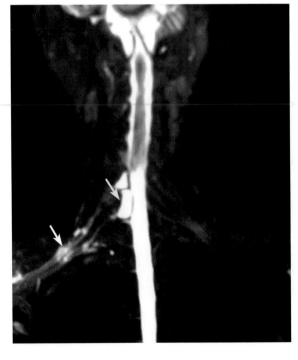

图 4-17　臂丛神经 C₆、C₇ 节前
损伤、C₅ 节后损伤 MRI 检查

注:黄色箭头所指高信号为 C₆、
　C₇ 节前损伤,白色箭头所示
　高信号为 C₅ 节后损伤

ER 4-4　臂丛神经 C_6、C_7 节前损伤、C_5 节后损伤超声动态图及讲解

ER 4-5　臂丛神经 C_6、C_7 节前损伤、C_5 节后损伤术中动态图及讲解

病例 6

病例 6 全臂丛神经损伤影像学检查及术中所见见图 4-18、图 4-19 及 ER 4-6。

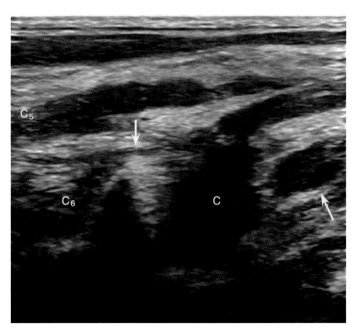

图 4-18　全臂丛神经损伤（C_7 脑脊液囊肿形成）声像图

注:C 为囊肿,C_5、C_6 未见神经根,箭头所指为断裂处

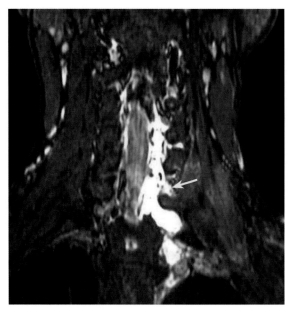

图 4-19 全臂丛神经损伤(C$_7$脑脊液囊肿形成)MRI 检查

注:箭头所指为脑脊液漏出

ER 4-6 全臂丛神经损伤动态图及讲解

病例 7

病例 7 全臂丛神经节前损伤影像学检查及术中所见见图 4-20~ 图 4-22 及 ER 4-7、ER 4-8。

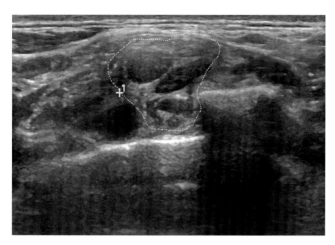

图 4-20　全臂丛神经节前损伤声像图

注:测量处可见臂丛神经横截面积增大,神经回声减低

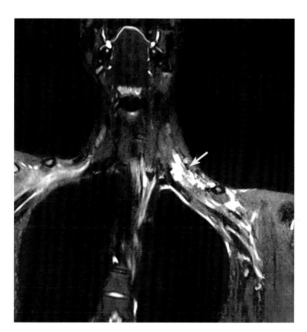

图 4-21　全臂丛神经节前损伤 MRI 检查

注:箭头所指高信号为全臂丛神经节前损伤

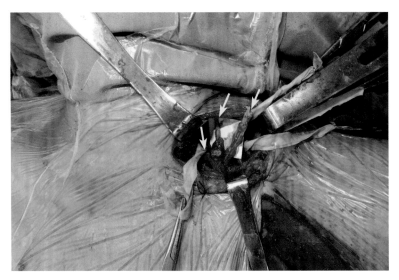

图 4-22　全臂丛神经节前损伤术中图

注：箭头处为损伤断裂的臂丛神经

ER 4-7　全臂丛神经节前损伤超声动态图及讲解

ER 4-8　全臂丛神经节前损伤超声造影动态图及讲解

二、节后损伤(病例 8~病例 14)

节后损伤指各个根的根性、干的损伤,有不同程度的上肢运动和感觉功能障碍或肌肉萎缩等表现。超声诊断要点:臂丛神经根部发出内径正常,形态走行连续,锁骨下动脉旁臂丛神经干及束平面不同程度神经增粗或水肿或粘连,部分可在锁骨下动脉水平连续性中断。

病例 8

病例摘要:患者,男,53 岁。主诉:外伤后右上肢感觉异常恢复差、主动活动功能丧失 2 个月。现病史:患者于 2 个月前外伤后右上肢感觉异常,活动受限,现患者右上肢感觉、运动功能丧失。

专科查体:右侧方肩畸形,右上肢肌力 0 级、右肩部及三角肌区肌肉萎缩,右肩关节、肘关节、腕关节及右手各关节主动活动功能丧失,右面部及右侧肢体感觉减退,右胸大肌及背阔肌肌力 0 级,右肩冈上肌、冈下肌、三角肌萎缩塌陷,肱二头肌腱反射左 / 右 =-/+,肱三头肌腱反射左 / 右 =-/+,右锁骨上下窝处 Tinel 征(+),右侧霍纳征(Horner sign)(+)。

肌电图:右侧全臂丛神经损伤电生理表现,累及全臂丛神经节前损伤可能。

超声所见:右侧臂丛神经发出根部走行连续,测其神经直径分别为 C_5=0.50cm,C_6=0.47cm,C_7=0.51cm,C_8=0.48cm,至神经干水平神经断裂,断端粘连,束状结构消失。超声提示:右侧臂丛神经节后断裂伤(图 4-23~图 4-26、ER 4-9)。

手术所见:探查发现臂丛神经 C_5~C_8 干水平神经断裂,局部清创,将断端桥接修复。

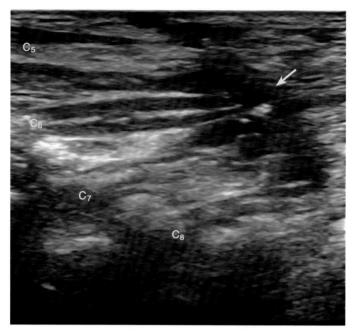

图 4-23 臂丛神经节后断裂伤声像图(全臂丛)

注:C_5、C_6、C_7、C_8 发出根部增粗,箭头所指为神经远端干水平断裂

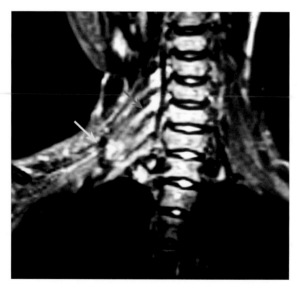

图 4-24 臂丛神经节后断裂伤 MRI 检查

注:蓝色箭头所指为 C_6 神经根,黄色箭头示臂丛神经干水平断裂

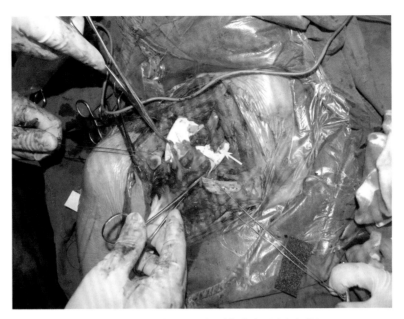

图 4-25 臂丛神经节后断裂伤术中图(缝合前)

注:箭头所指为缝合前神经断端

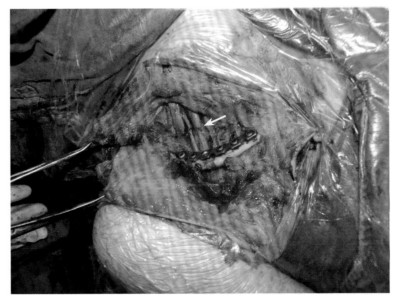

图 4-26 臂丛神经节后断裂伤术中图(缝合后)

注:箭头所指为缝合后神经

ER 4-9　臂丛神经节后损伤动态图及讲解

病例9

病例9臂丛神经节后(上干)损伤影像学检查及术中所见见图4-27、ER 4-10。

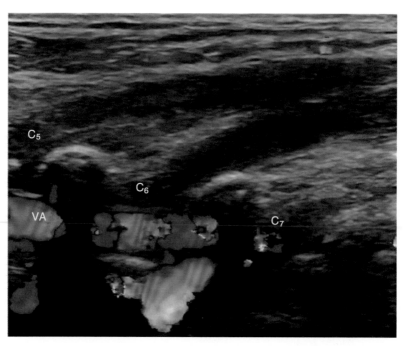

图4-27　臂丛神经节后(上干)损伤声像图

注:VA为椎动脉,C_5、C_6为神经远端增粗,回声减低,C_7为正常神经

ER 4-10　臂丛神经节后(上干)损伤动态图及讲解

病例 10

　　病例 10 臂丛神经节后(中上干)损伤影像学检查及术中所见见图 4-28、图 4-29 及 ER 4-11。

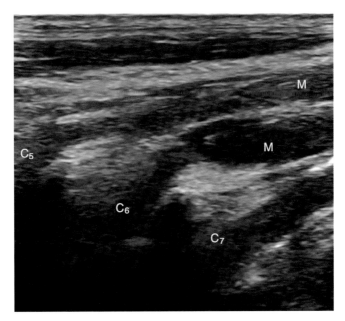

图 4-28　臂丛神经节后(中上干)损伤声像图

注：C_5、C_6、C_7 为臂丛神经根发出，M 为 C_5、C_6 神经明显增粗，回声减低

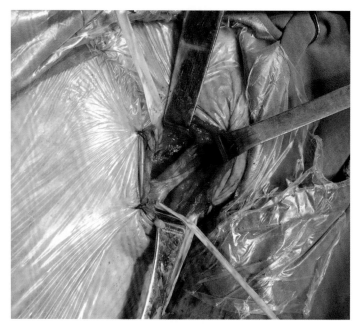

图 4-29　臂丛神经节后(中上干)损伤术中图

ER 4-11　臂丛神经节后(中上干)损伤动态图及讲解

病例 11

病例 11 臂丛神经节后(中下干)损伤超声检查见图 4-30、ER 4-12。

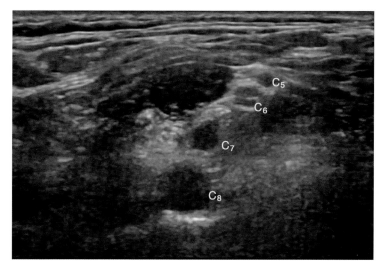

图 4-30 臂丛神经节后(中下干)损伤声像图

注:C_7、C_8 神经根损伤,C_5、C_6 神经根正常

ER 4-12 臂丛神经节后(中下干)损伤动态图及讲解

病例 12

病例 12 臂丛神经节后(干水平)损伤影像学检查及术中所见见图 4-31~ 图 4-33 及 ER 4-13。

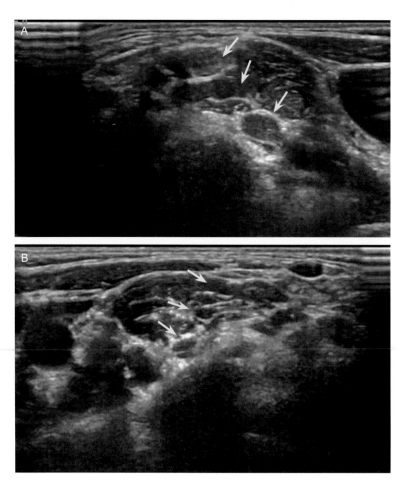

图 4-31 臂丛神经节后(干水平)损伤声像图

注:图 A 为患侧,箭头所指为臂丛神经干水平神经增粗;图 B 为对侧,箭头所指为正常臂丛神经

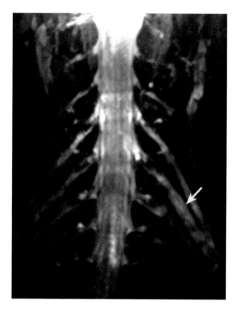

图 4-32　臂丛神经节后(干水平)损伤 MRI 检查

注:箭头所指为患侧神经水肿、增粗

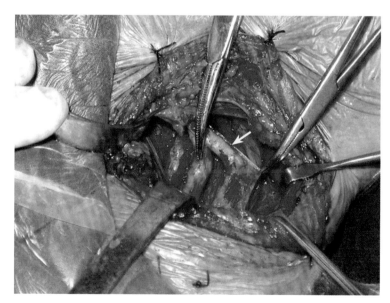

图 4-33　臂丛神经节后(干水平)损伤术中图

注:箭头所指为干水平神经水肿、增粗

ER 4-13　臂丛神经节后(干水平)损伤动态图及讲解

病例 13

病例 13 臂丛神经节后束水平损伤影像学检查及术中所见见图 4-34~ 图 4-36 及 ER 4-14。

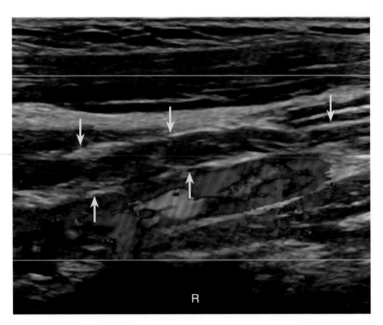

图 4-34　臂丛神经节后束水平损伤声像图

注:箭头所指处为束水平神经增粗、水肿

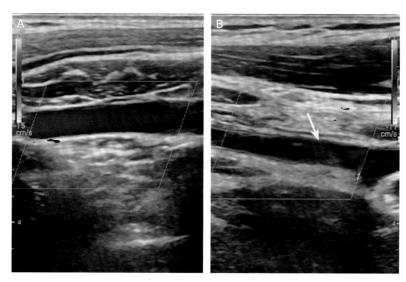

图 4-35 腋动脉内血栓声像图

注:图 A 为正常腋动脉;图 B 为患侧,箭头所示血管损伤血栓形成

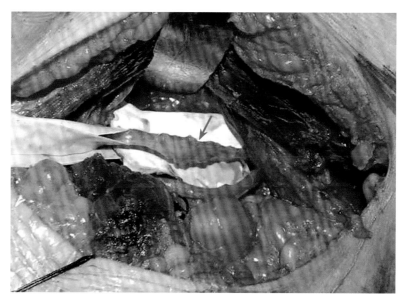

图 4-36 臂丛神经节后束水平(腋神经)损伤术中图

注:箭头所指为神经损伤

ER 4-14　臂丛神经节后束水平损伤动态图及讲解

病例 14

病例 14 臂丛神经节后束水平(肌皮神经)损伤影像学检查及术中所见见图 4-37、图 4-38 及 ER 4-15。

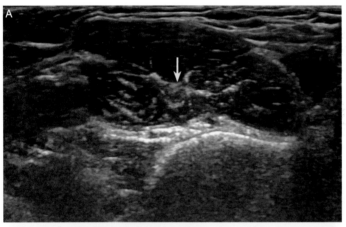

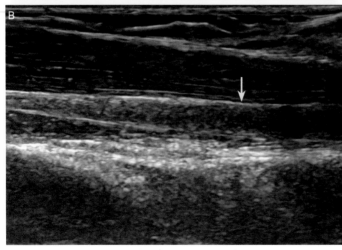

图 4-37　臂丛神经束水平损伤(肌皮神经)声像图

注:箭头所指为臂丛神经束水平损伤(肌皮神经)短轴(A)及长轴(B)

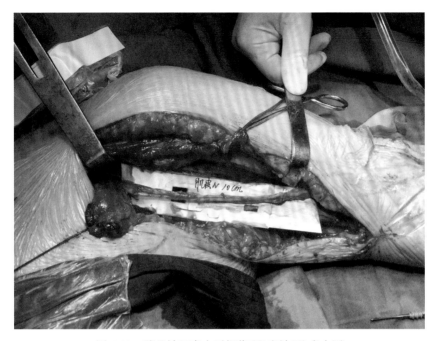

图 4-38 臂丛神经束水平损伤(肌皮神经)术中图

ER 4-15 臂丛神经束水平损伤(肌皮神经)动态图及讲解

小结

　　根据解剖位置臂丛神经损伤的诊断分为节前损伤和节后损伤两大类,其治疗方式及预后有很大不同,因此术前的明确诊断对治疗有很大的参考价值。高频超声能够清楚的显示臂丛神经的声像图,能够显示臂丛神经损伤的不同形态、走行和厚度,在神经出口处可以清楚地显示 $C_5 \sim C_8$ 圆形截面,这对于诊断 $C_5 \sim C_8$ 神经根因外伤或其他原因所致的神经根发出消失、变细或神经增粗、水肿、椎管内脑脊液囊性聚集,脑脊膜膨出、囊肿形成等现象均是较好的检查手段。高频超声在节后损伤的诊断上也具有优势,可判断上、中、下干损伤及束水平的损伤,损伤定位明确具体,为临床提供重要的诊断价值。

　　注意事项:①判断节前、节后损伤的要点为椎间孔内神经根发出是否连续;②神经根处神经内径变细或连续性中断、消失显示不清晰,椎管旁脑脊液囊性聚积为节前损伤特点;③神经根处神经连续性完整,出椎间孔后远端神经增粗、瘤样改变、连续中断、瘢痕粘连等为节后损伤特点。

三、臂丛神经鞘瘤(病例 15~ 病例 23)

　　臂丛神经鞘瘤是起源于臂丛神经鞘的良性肿瘤,恶性的神经鞘瘤极为罕见。该疾病的临床症状不典型,病程发展缓慢,早期可无症状,仅为颈部锁骨上、锁骨下或腋窝区有一无痛性肿块,包块长大后,局部有酸胀感,触压肿块时有麻痛感向肢体远端放射。局部检查肿块多为圆形或椭圆形的实质性肿块,质硬,表面光滑,边界清晰,与周围组织无粘连,有一定的移动性。Tinel 征阳性,偶有 Horner 征阳性。

　　超声诊断要点:①肿瘤外形规则,呈圆形或椭圆形低回声,边界清,有包膜,呈强回声包绕;②肿瘤大部分内部回声均匀,后方回声多增强;③肿瘤源于神经边缘,神经索沿肿瘤侧面而行,彩色多普勒肿瘤内多可见血流信号;④鼠尾征,肿瘤沿神经干生长,两端延续可见细长的低回声带,形似鼠尾而得名。

病例 15

病例摘要:患者,男,50 岁。主诉:发现右颈部包块 10 余天。现病史:患者于 10 天前发现右颈部包块,未感到特殊不适,未予治疗,近日发现手部有麻木感,右手桡侧较明显。查体:右颈部可触及一包块,大小约 5cm×3cm,质硬,无活动性,压之轻度疼痛,右上肢感觉麻木。MRI:右侧 C_6~C_7 椎间平面 C_6 神经根走行区囊实性占位。

超声所见:右侧臂丛神经发出走行连续,C_7 椎间孔明显扩大向外延伸,呈实性病变,大小约 5cm×2.7cm;C_5、C_6、C_8 神经未见明显异常。超声诊断:右颈部 C_7 神经鞘瘤(图 4-39~ 图 4-42、ER 4-16)。

手术所见:右颈部臂丛神经上干处有一大小约 5.0cm×2.2cm×2.2cm 的包块,质软,包块组织包裹在臂丛神经上干外膜内,小心剥离神经外膜,将包块组织完全剥离。术后病理确诊为右颈部神经鞘瘤。

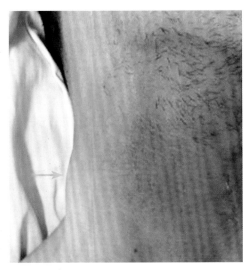

图 4-39　臂丛神经 C_7 神经鞘瘤体表外观图

注:箭头所指为体表包块

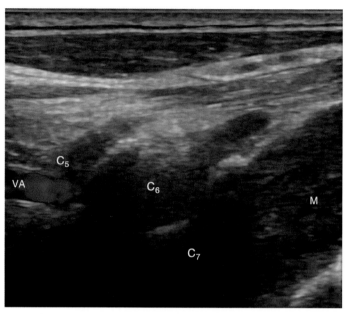

图 4-40　臂丛神经 C_7 神经鞘瘤声像图

注:C_5、C_6 为正常神经根,M 为来源于 C_7 神经根发出的神经鞘瘤,VA 为椎动脉

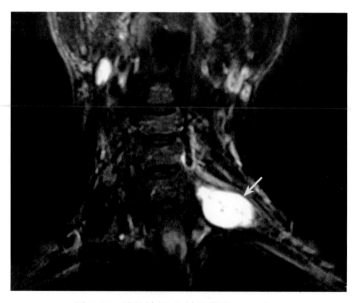

图 4-41　臂丛神经 C_7 神经鞘瘤 MRI 检查

注:箭头所指为 C_7 神经鞘瘤

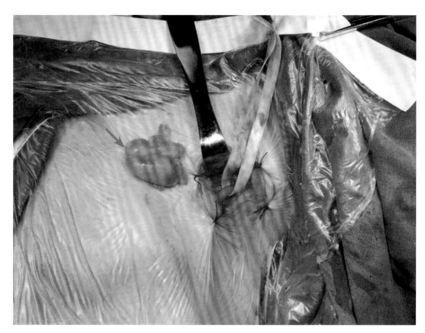

图 4-42 臂丛神经 C_7 神经鞘瘤术中图

注：箭头所指为切除神经鞘瘤

ER 4-16 臂丛神经 C_7 神经鞘瘤动态图及讲解

病例 16

病例 16 臂丛神经 C_5 神经鞘瘤影像学检查及术中所见见图 4-43~ 图 4-46 及 ER 4-17。

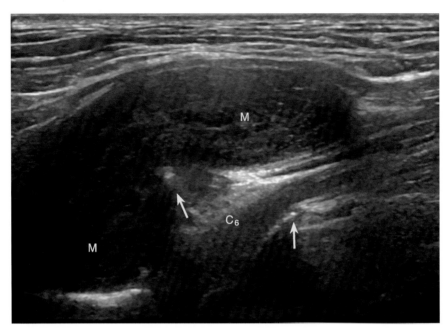

图 4-43　臂丛神经 C5 神经鞘瘤声像图

注:箭头所指为横突,C6 为正常神经走行,M 为 C5 神经根发出神经鞘瘤

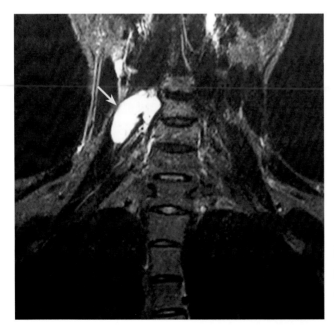

图 4-44　臂丛神经 C5
神经鞘瘤 MRI 检查

注:箭头所指处为 C5 神
　　经鞘瘤

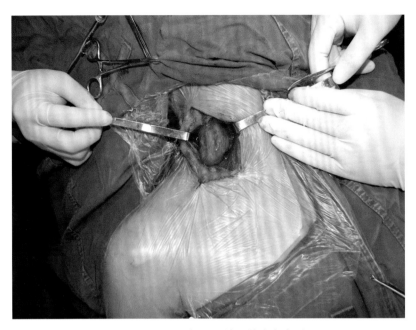

图 4-45　臂丛神经 C_5 神经鞘瘤术中图

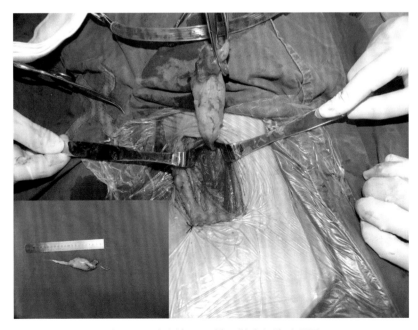

图 4-46　臂丛神经 C_5 神经鞘瘤切除过程图

ER 4-17　臂丛神经 C_5 神经鞘瘤动态图及讲解

病例 17

病例 17 臂丛神经 C_6 神经鞘瘤影像学检查及术中所见见图 4-47~ 图 4-49。

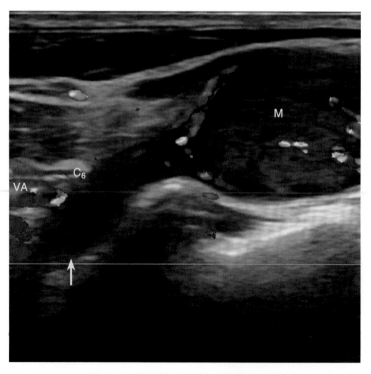

图 4-47　臂丛神经 C_6 神经鞘瘤声像图

注:箭头所指为 C_6 椎间孔,VA 为椎动脉,M 为 C_6 神经鞘瘤

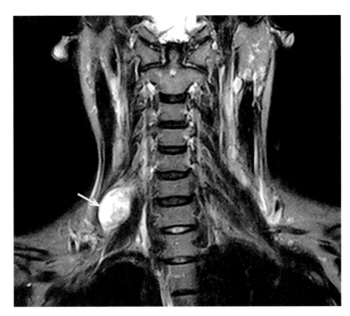

图 4-48　臂丛神经 C_6 神经鞘瘤 MRI 检查

注:箭头所指为 C_6 神经鞘瘤

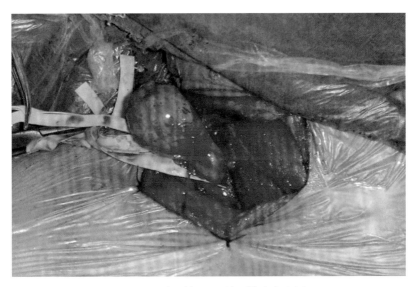

图 4-49　臂丛神经 C_6 神经鞘瘤术中图

病例 18

病例 18 臂丛神经 C_5 神经鞘瘤囊性变影像学检查及术中所见见图 4-50 及 ER 4-18、ER 4-19。

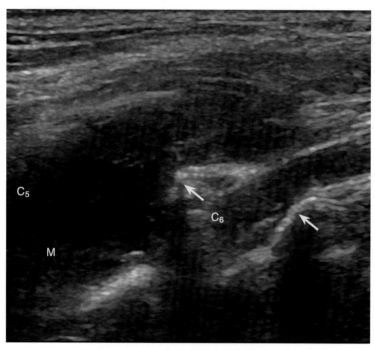

图 4-50　臂丛神经 C_5 神经鞘瘤囊性变声像图

注:箭头所指为横突,C_6 为正常神经走行,M 为 C_5 神经鞘瘤囊性变

ER 4-18　臂丛神经 C_5 神经鞘瘤囊性变动态图及讲解

ER 4-19　臂丛神经 C_5 神经鞘瘤囊性变超声造影动态图及讲解

病例 19

病例 19 臂丛神经 C_6 神经鞘瘤体表外观图见图 4-51,超声检查及术中所见见图 4-52、图 4-53。

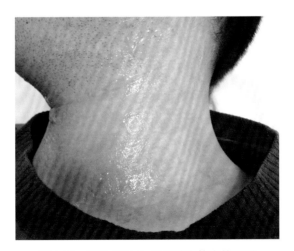

图 4-51　臂丛神经 C_6 神经鞘瘤体表外观图

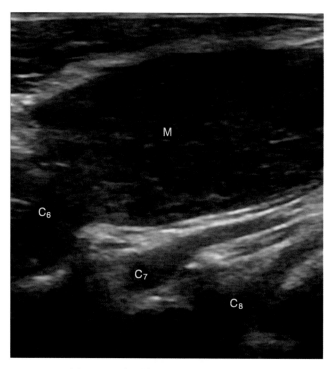

图 4-52　臂丛神经 C_6 神经鞘瘤声像图

注:C_7、C_8 为正常神经发出走行,M 为 C_6 神经根发出鞘瘤

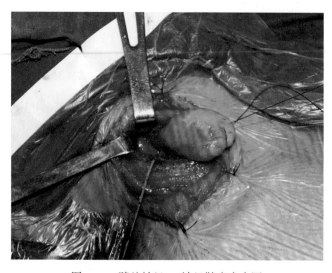

图 4-53　臂丛神经 C_6 神经鞘瘤术中图

病例 20

病例 20 臂丛神经 C_5 神经鞘瘤影像学检查及术中所见见图 4-54、图 4-55 及 ER 4-20。

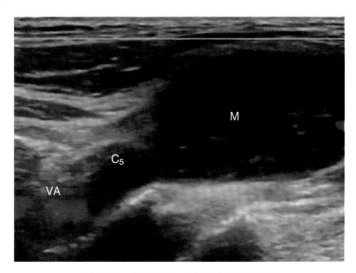

图 4-54　臂丛神经 C_5 神经鞘瘤声像图

注:M 为 C_5 发出神经鞘瘤,VA 为椎动脉

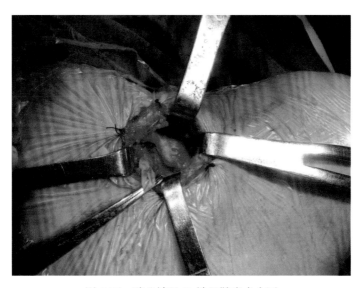

图 4-55　臂丛神经 C_5 神经鞘瘤术中图

ER 4-20　臂丛神经 C_5 神经鞘瘤动态图及讲解

病例 21

病例 21 臂丛神经椎间孔内多发神经病变检查见 ER 4-21。

ER 4-21　臂丛神经椎间孔内多发神经病变动态图及讲解

病例 22

病例 22 臂丛神经 C_8 神经鞘瘤影像学检查及术中所见见图 4-56、图 4-57 及 ER 4-22。

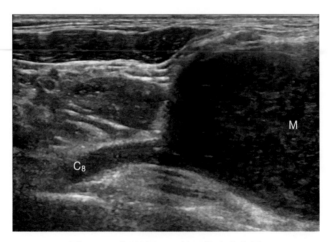

图 4-56　臂丛神经 C_8 神经鞘瘤声像图

注:M 为 C_8 神经鞘瘤

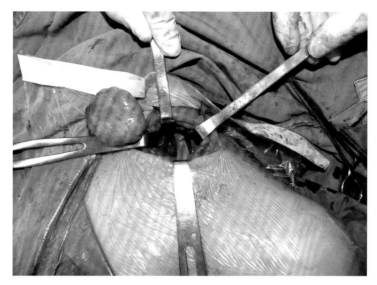

图 4-57 臂丛神经 C_8 神经鞘瘤术中图

ER 4-22 臂丛神经 C_8 神经鞘瘤动态图及讲解

病例 23

病例 23 臂丛神经 C_8 神经鞘瘤影像学检查及术中所见见图 4-58、图 4-59 及 ER 4-23。

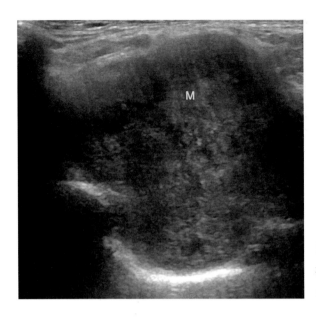

图 4-58　臂丛神经 C_8
神经鞘瘤声像图

注：M 为 C_8 神经鞘瘤

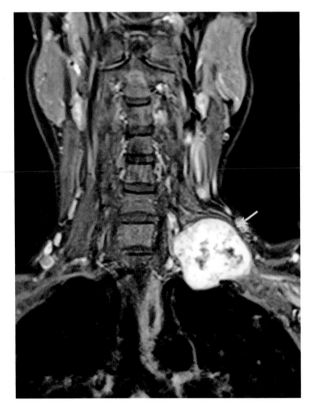

图 4-59　臂丛神经 C_8
神经鞘瘤 MRI 检查

注：箭头所指高信号为
　　C_8 神经鞘瘤

ER 4-23 臂丛神经 C_8 神经鞘瘤超声动态图及讲解

　　臂丛神经鞘瘤位于椎旁间隙,内主要为颈丛和臂丛神经并非淋巴组织,由于此处结构的复杂性,常易误诊和错误地将肿瘤及神经干一并切除,造成医源性臂丛神经损伤,因此准确判断此处包块性质对指导临床治疗很重要。

　　臂丛神经鞘瘤诊断注意事项:①臂丛神经诊断的一个主要征象为"鼠尾征",所谓的"鼠尾"实际上是与肿瘤相连的神经支干组织,对于疑似的神经鞘瘤,最主要的超声征象是辨认是否有"鼠尾征"表现;②肿瘤内部回声不均匀时,如有局部小片状无回声区,此时提示该肿瘤内有变性,多为出血、坏死或囊性变;③臂丛神经鞘瘤靠内侧时,肿瘤全部或大部分紧贴前斜角肌可判断其发生于臂丛神经根或干;④臂丛神经鞘瘤靠外侧时,其绝大部分位于前斜角肌后外方,易被误诊为淋巴结病变。

四、迷走神经、膈神经、副神经病变(病例 24、病例 25)

　　迷走神经(vagus nerve)是脑神经中行程最长,分布范围最广的神经,于舌咽神经根丝的下方自延髓橄榄的后方处入脑,经颈静脉孔出颅腔。之后下行于颈内、颈总动脉与颈内静脉之间的后方,经胸廓上口入胸腔。左迷走神经走行在左颈总动脉与左锁骨下动脉之间下降至主动脉弓的前面。右迷走神经经右锁骨下动脉的前面,沿气管右侧下降。迷走神经在颈部主要有 5 个分支:喉上神经、颈心支、咽支、耳支、脑膜支。在甲状腺手术中,有可能误伤喉上神经外支和喉返神经。

　　膈神经(phrenic nerve)解剖:膈神经为颈丛的重要分支,一般起始于 $C_3 \sim C_5$ 神经根,分为右膈神经与左膈神经。膈神经在前斜角肌上端外侧沿该肌肉前面下降至内侧,约有97%在锁骨下动静脉之间经胸廓上口进入胸腔,另约3%在锁骨下静脉前方经过。

副神经(accessory nerve)解剖:由颅根和脊髓根融合而成,与迷走神经一同从颈静脉孔出颅,分内外两支,外支主要为运动神经,纤维来自C_{1-3}神经根,走行于胸锁乳突肌深面及肩胛提肌浅面,容易发生医源性损伤,如颈淋巴结清扫术、淋巴结活检术和颈静脉置管术等,损伤后临床常表现为疼痛、肌肉僵硬、垂肩等。

病例 24

病例摘要:患者,男,34岁,查体时无意间发现颈部包块,于当地医院行超声及MRI检查均提示颈部肿大淋巴结。转院后再次行超声检查,发现颈部实性包块,位于颈总动脉外侧,仔细扫查发现包块与周围神经相连,呈"鼠尾征",诊断迷走神经鞘瘤。随后手术病理证实(图4-60~图4-68、ER 4-24)。

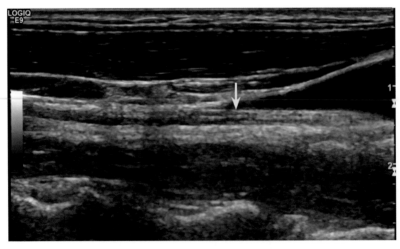

图 4-60　正常迷走神经长轴声像图

注:箭头所指为迷走神经

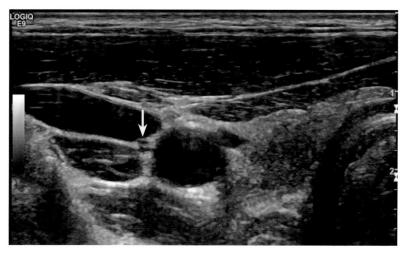

图 4-61　正常迷走神经短轴声像图

注：箭头所指为迷走神经

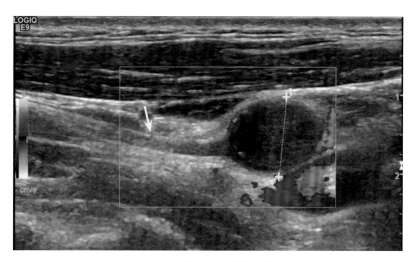

图 4-62　迷走神经鞘瘤声像图

注：箭头所指为迷走神经,游标卡尺为神经鞘瘤

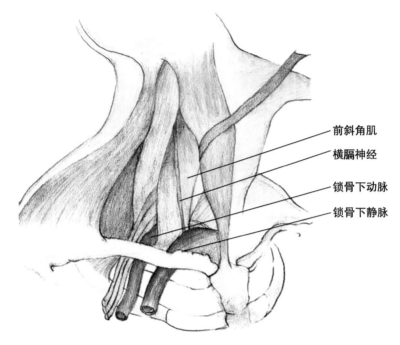

图 4-63　正常膈神经示意图

前斜角肌
横膈神经
锁骨下动脉
锁骨下静脉

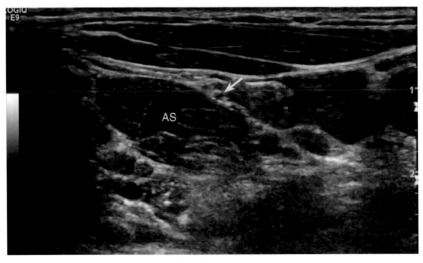

图 4-64　正常膈神经短轴声像图

注:AS 为前斜角肌,箭头所指为膈神经

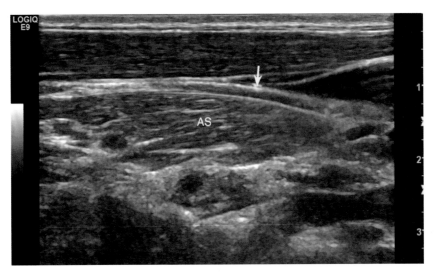

图 4-65　正常膈神经长轴声像图

注:AS 为前斜角肌,箭头所指为膈神经

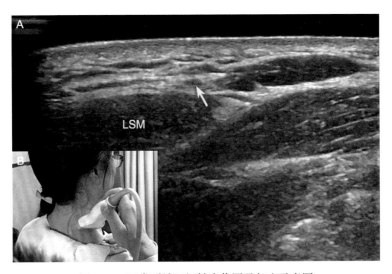

图 4-66　正常副神经短轴声像图及扫查示意图

注:图 A 中 LSM 为肩胛提肌,箭头所指为副神经短轴;图 B 为副神经扫查
　示意图

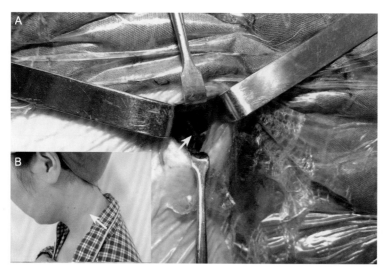

图 4-67　副神经损伤术中及体表图

注:图 A 箭头所指为副神经损伤术中图;图 B 箭头所指为副神经损伤体
　表图

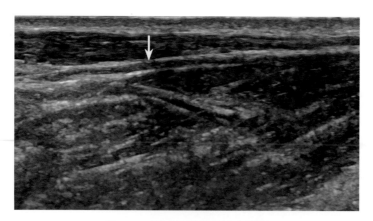

图 4-68　副神经损伤长轴声像图

注:箭头所指为副神经增粗水肿

ER 4-24　迷走神经鞘瘤动态图及讲解

病例 25

病例 25 迷走神经纤维瘤影像学检查见图 4-69、图 4-70 及 ER 4-25。

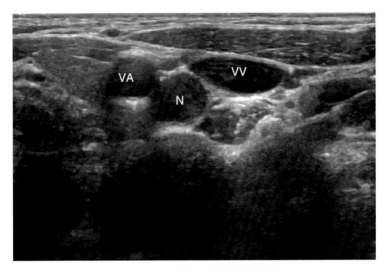

图 4-69　迷走神经纤维瘤声像图

注：VA 为颈动脉，VV 为颈静脉，N 为迷走神经纤维瘤

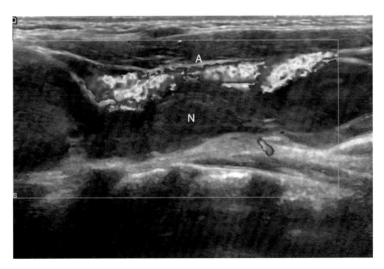

图 4-70　迷走神经纤维瘤彩色多普勒血流图

注：N 为迷走神经纤维瘤，A 为颈动脉

ER 4-25　迷走神经纤维瘤动态图及讲解

　　颈部神经除臂丛之外,还有一些少见的神经,如副神经、迷走神经、膈神经,亦会发生病变。

　　注意事项:①在膈神经的扫查中,要注意探头压力不能过大,否则压迫神经不易显示;②副神经损伤一般常见于颈部淋巴结活检术后、肩扛重物、颈部外伤甚至深度按摩后,可出现神经的麻痹,超声可显示神经肿胀或局部神经菱形肿胀神经瘤形成;③对于迷走神经病变或迷走神经纤维瘤病等少见疾病,超声做出正确诊断的前提是必须了解上述神经的解剖结构及走行。

五、颈丛神经病变(病例 26~病例 28)

　　颈丛(cervical plexus)(包括耳大神经及枕大神经)由第 1~4 颈神经的前支构成,位于胸锁乳突肌上部的深方,中斜角肌和肩胛提肌起端的前方,分浅支(皮支)和深支。C_1 神经向上、后外走行,C_2~C_4 神经前支均从前、中斜角肌的起始纤维组织之间向下行,C_2~C_4 均分为上、下两支,C_1 与 C_2 上支合并后向颈前方走行,C_2 上支与 C_3 下支合并,C_3 下支和 C_4 上支合并后一起由深层向浅层,再向下斜穿颈部筋膜组织,在相当于胸锁乳突肌后缘中点处稍上方,分成 8~12 根分支。颈丛神经受压后最常引起颈肩部疼痛,颈丛阻滞亦为颈部手术常用的麻醉方法。

耳大神经(greater auricular nerve)发自 C_2、C_3，沿胸锁乳突肌表面向耳垂方向上行，分布于耳廓及附近皮肤。耳大神经由于其位置表浅，附近没有重要结构，是临床神经干移植的理想替代物。

枕大神经(nervi occipitalis major)为 C_2 后支的皮支，穿斜方肌肌腱到达皮下，走行于头半棘肌与头下斜肌之间，分布于枕、项部皮肤。

病例 26

患者，女，28岁。主诉：发现右颈部包块 6 年余。现病史：患者于 6 年前无意当中发现右颈部包块，大小约 2.0cm×3.0cm，伴局部轻微压痛，疼痛无明显放射，颈部皮肤感觉及运动功能未见异常，未给予特殊处理，近来发现包块较前增大，局部轻微压痛持续存在来医院就诊。MRI：右侧 C_3~C_5 椎体水平，椎间孔区内囊性占位，多考虑神经源性肿瘤。

超声所见：于右侧 C_3、C_4 椎间孔内可见一 2.0cm×3.0cm 实性低回声向外生长，内有血供，臂丛神经发出未见明显异常，多考虑来源于颈丛神经鞘瘤（图 4-71、ER 4-26、ER 4-27）。

手术所见：右颈部术中所见包块位于胸锁乳突肌深面，切开颈阔肌深部剥离显露，牵开胸锁乳突肌，显露包块，见包块局部包膜完整，范围较大，与周围组织界限尚清。分离局部耳大神经及副神经并牵开保护，切开包块包膜后，见包块局部呈灰褐色，于包膜内完整切除包块，包块大小约 4.0cm×5.0cm，术后诊断为颈丛神经肿瘤。

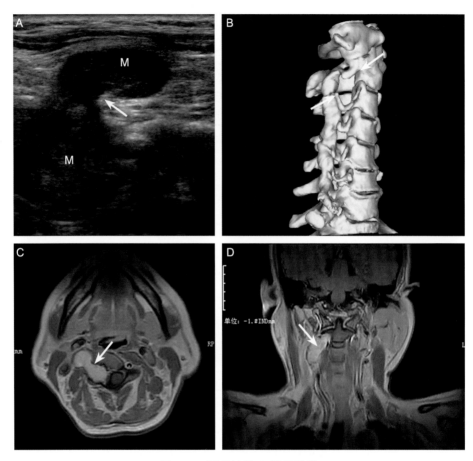

图 4-71　颈丛神经 C_3 神经肿瘤

注:图 A 箭头所指为横突,M 为椎间孔发出神经瘤病变;图 B 箭头所指为三维重建扩大的
　　椎间孔;图 C 箭头所指为 MRI 显示椎间孔内向外生长病变横断面影像图;图 D 箭头所
　　指为 MRI 显示椎间孔内向外生长病变纵切面影像图

ER 4-26　颈丛神经 C_3 神经肿瘤动态图及讲解

ER 4-27 颈丛神经 C_3 神经肿瘤超声造影及讲解

病例 27

病例 27 颈丛神经 C_4 神经肿瘤影像学检查及术中所见见图 4-72、图 4-73。

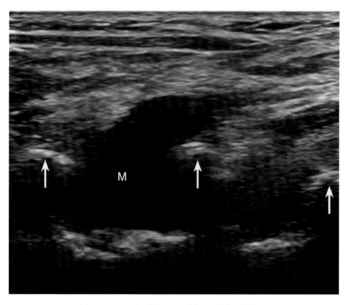

图 4-72 颈丛神经 C_4 神经肿瘤声像图

注:箭头所指为横突,M 为来源于椎间孔内的神经病变

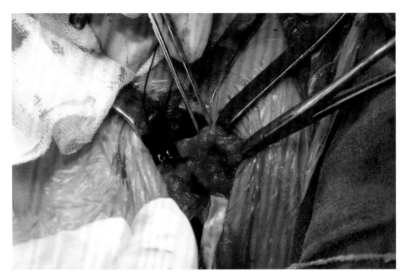

图 4-73　颈丛神经 C_4 神经肿瘤术中图

注：箭头所指为神经病变

病例 28

病例 28 耳大神经损伤体表外观见图 4-74,影像学检查及术中所见见图 4-75、图 4-76 及 ER 4-28、ER 4-29。正常枕大神经超声检查见图 4-77、图 4-78 及 ER 4-30。

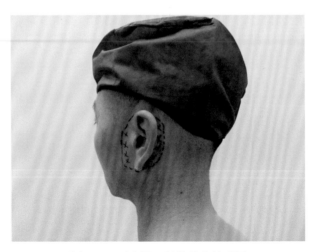

图 4-74　耳大神经损伤体表外观图

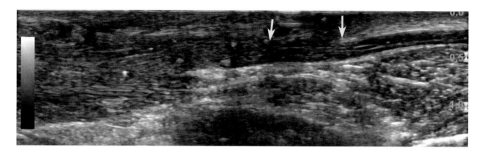

图 4-75 耳大神经损伤声像图

注:箭头处为损伤的耳大神经

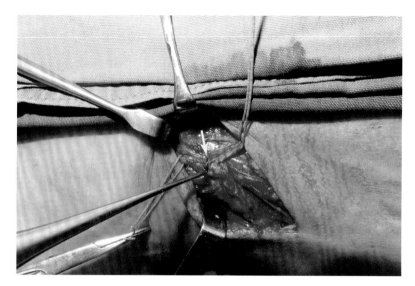

图 4-76 耳大神经损伤术中图

注:箭头处为损伤的耳大神经

ER 4-28 耳大神经损伤动态图及讲解   ER 4-29 耳大神经损伤术中动态图及讲解

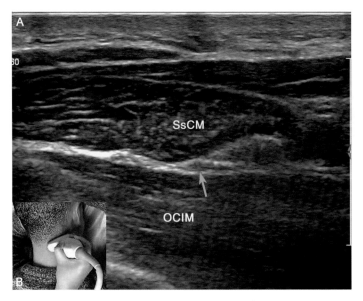

图 4-77　正常枕大神经短轴声像图

注:图 A 中 SsCM 为头半棘肌,OCIM 为头下斜肌,箭头示
枕大神经短轴声像图;图 B 为枕大神经短轴扫查示意图

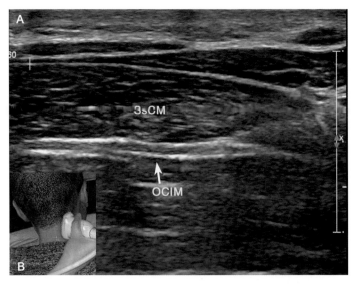

图 4-78　正常枕大神经长轴声像图

注:图 A 中 SsCM 为头半棘肌,OCIM 为头下斜肌,箭头示
枕大神经长轴声像图;图 B 为枕大神经长轴扫查示意图

ER 4-30　正常枕大神经扫查动态图及讲解

　　当患者有不明原因的颈部疼痛,尤其触及包块或肢体麻木时,排除臂丛神经损伤和病变以外,还需注意颈丛神经的扫查,鉴别淋巴结肿大以及转移瘤。此类患者一般以查体就诊,诉头晕、颈部不适。临床首诊时开具 CT、MRI 等检查常针对颅内结构而忽略颈丛结构,经常难以发现病变。

　　注意事项:①检查时如臂丛神经未见异常,此时应检查颈丛神经;②对于颈部肿块、或无明显肿块但有压痛多年不适的患者,除常见臂丛(卡压)导致的疾病外,还要考虑高位颈丛病变可能;③枕大神经扫查常应用于神经阻滞改善不同类型的慢性原发性头痛。

第二节　上肢神经疾病典型病例

　　神经卡压可发生在神经走行路径上任何部位,但更常见于骨或关节与肌腱、韧带及肌肉起始部间形成的纤维性或骨 - 纤维隧道处,这些潜在的通道均有固定的解剖部位和神经通过,各种病因如韧带、肌肉、肌腱、腱鞘和滑膜炎症增厚,软组织占位病变(肿瘤、囊肿、血肿),骨异常(骨折、骨刺、骨疣、骨痂)以及反复过度运动损伤和职业性损伤等,使其中的神经受压所引起的神经病症通称为神经卡压综合征或神经压迫综合征。此外,与神经并行的结构如肌肉、肌腱、血管以及周围的纤维脂肪组织发生的炎症、肿瘤、囊肿、血肿等病变,产生的神经压迫也属于此范围。上肢常见的神经卡压综合征包括腕管综合征、肘管综合征、胸廓出口综合征等。其主要的声像特点为:①神经卡压较明显时,神经局部变细,变细处回声减低,近心端或两端神经增粗,回声减低;②瘢痕粘连时神经增粗,回声减低或外膜及束膜回声增强,束状结构模糊。另外,神经长期反复被卡压,可以产生瘤样增生,是神经卡压病的另一种表现形式。

一、正中神经损伤(病例29~病例35)

正中神经卡压综合征根据受到压迫的位置不同可分为旋前圆肌综合征、骨间掌侧神经卡压综合征及腕管综合征,最常见的为腕管综合征,女性发病率较高,其主要发病原因与手腕部腕管内压力持续升高有很大关系,无论任何原因引起的腕管内的软组织增多,还是腕管内的容积减小,都会引起腕管内的压力升高,主要临床表现为拇指、示指、中指和环指桡侧半掌侧皮肤的感觉功能减退,麻木和疼痛的感觉有时会在晚上发生,严重影响患者的睡眠质量,如果病情迁延不愈会造成手的大鱼际肌肌肉萎缩,拇指活动不灵活,拇指与其他手指对捏的力量下降或不能完成对捏动作,严重影响患者的工作与生活。

病例 29

病例摘要:患者,男,56岁,既往有痛风史10余年。主诉:右前臂麻木、右手屈伸功能障碍10个月余。现病史:患者于10个月前无明显诱因出现右前臂麻木,右手屈伸活动受限,当地医院治疗无效。专科查体:右腕部正中神经走行处 Tinel 征(+),右腕呈屈曲状,主动伸腕受限,右手拇指对掌活动受限,OK 征(+),分指及并指无力,夹纸试验(+),右腕横纹以远手掌及手指麻木,右桡动脉搏动微弱,手指远端温度较健侧低。

超声所见:右侧正中神经走行连续,扫查至腕部可见神经局部水肿增粗,测范围约 1.88cm×0.42cm,横截面积约 0.56cm^2。超声提示:右侧腕部正中神经损伤并局部卡压(图 4-79~图 4-82、ER 4-31)。

手术所见:自腕管远端水平游离出正中神经远端,切开腕横韧带松解正中神经,见正中神经连续性存在,自腕横纹水平有 2cm 变粗,神经束黄褐色,冲洗、松解正中神经。

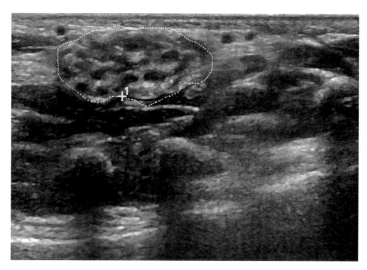

图 4-79　痛风致腕管正中神经卡压声像图（短轴）

注：游标卡尺虚线处为正中神经增粗、水肿

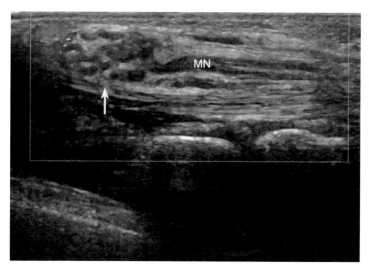

图 4-80　痛风致腕管正中神经卡压声像图（长轴）

注：MN 为正中神经，箭头所指为正中神经增粗、水肿

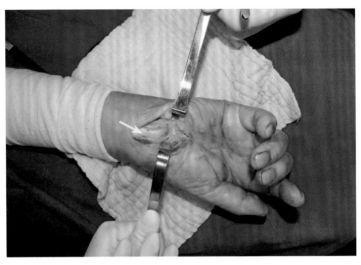

图 4-81　痛风致腕管正中神经卡压术中图(松解前)

注:箭头所指为腕管正中神经增粗、水肿

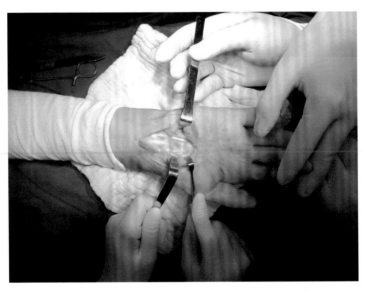

图 4-82　痛风致腕管正中神经卡压术中图(松解后)

ER 4-31 痛风致腕管正中神经卡压动态图及讲解

病例 30

病例 30 腕管处正中神经卡压超声检查及术中所见见图 4-83、图 4-84 及 ER 4-32、ER 4-33。

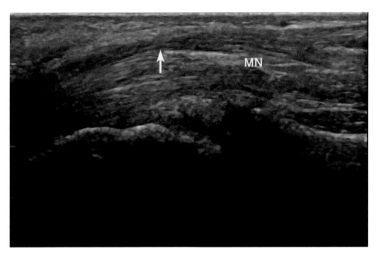

图 4-83 腕管处正中神经卡压声像图

注:MN 为正中神经,箭头示正中神经卡压变细

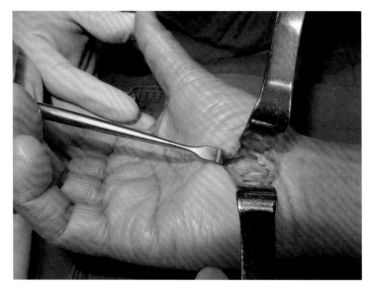

图 4-84　腕管处正中神经卡压术中图

ER 4-32　腕管处正中神经卡压动态图及讲解

ER 4-33　腕管处正中神经卡压术中动态图及讲解

病例 31

　　病例 31 脂肪瘤包绕前臂正中神经卡压超声检查及术中所见见图 4-85、图 4-86
及 ER 4-34、ER 4-35。

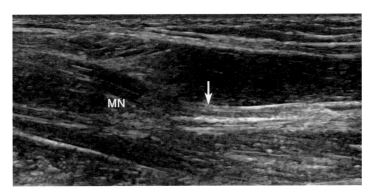

图 4-85　脂肪瘤包绕前臂正中神经致正中神经卡压声像图

注:MN 为正中神经,箭头处为正中神经卡压变细

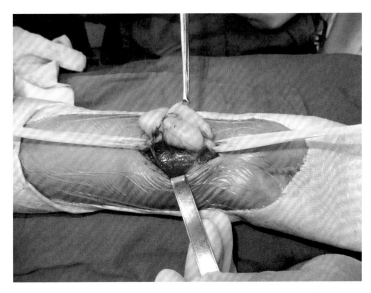

图 4-86　脂肪瘤包绕前臂正中神经致正中神经卡压术中图

ER 4-34　脂肪瘤包绕前臂正中神经致正中神经卡压动态图及讲解

ER 4-35　脂肪瘤包绕前臂正中神经致正中神经卡压术中动态图及讲解

病例 32

病例摘要:患者,女,44 岁。主诉:外伤致左手桡侧三个半手指麻木 3 个月余。现病史:患者约 3 个月前外伤致左腕部受伤,当即出现疼痛、出血、手指麻木、活动受限等不适症状,在当地医院就诊,行左腕部清创,神经、肌腱探查修复石膏外固定术,术后石膏外固定 1 个月后拆除行主被动功能锻炼,患指麻木症状无缓解。专科查体:左腕部可见 U 形外伤及手术瘢痕。左手鱼际肌轻度萎缩。左手桡侧三个半手指针刺皮肤感觉减退,尺侧一个半手指皮肤感觉未见异常。左腕部瘢痕处Tinel 征(+)。

超声所见:左侧腕部正中神经显示不佳,瘢痕深面可见一大小约 1.5cm×0.6cm的低回声区,边界不清楚,形态不规则,与周围组织界限不清,测远端直径约0.29cm,近端直径约 0.30cm。提示:左侧腕部瘢痕所见低回声,多考虑为正中神经损伤合并创伤性神经瘤形成(图 4-87~ 图 4-89、ER 4-36)。

手术过程:术中伤口局部可见大量瘢痕形成并与正中神经及屈指肌腱粘连严重,将神经、肌腱彻底松解,探查神经肌腱周围可见缝线,将腕横韧带纵行切开,松解正中神经。术后诊断:左侧正中神经创伤性神经瘤。

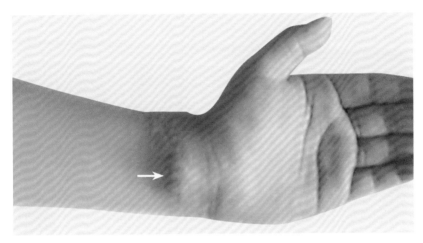

图 4-87　正中神经创伤性神经瘤外观图

注:箭头所指为体表包块

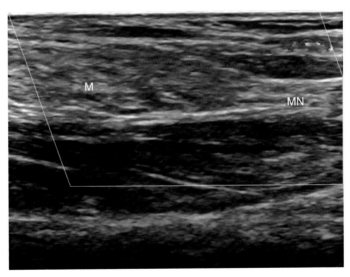

图 4-88　正中神经创伤性神经瘤声像图

注:MN 为正中神经,M 为正中神经创伤性神经瘤

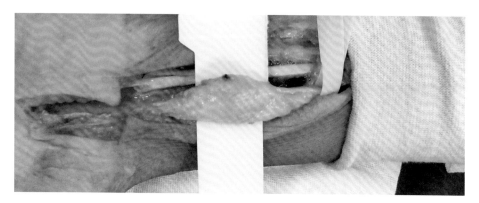

图 4-89　正中神经创伤性神经瘤术中图

ER 4-36　正中神经创伤性神经瘤动态图及讲解

病例 33

　　病例 33 正中神经创伤性神经瘤超声检查及术中所见见图 4-90、图 4-91 及 ER 4-37、ER 4-38。

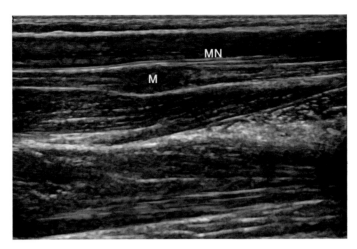

图 4-90 正中神经创伤性神经瘤声像图

注:M 为创伤性神经瘤,MN 为正中神经

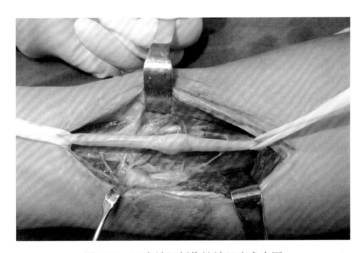

图 4-91 正中神经创伤性神经瘤术中图

ER 4-37 正中神经创伤性神经瘤动态图及讲解

ER 4-38　正中神经创伤性神经瘤术中动态图及讲解

病例 34

病例 34 腋窝处正中神经损伤超声检查见图 4-92、ER 4-39。

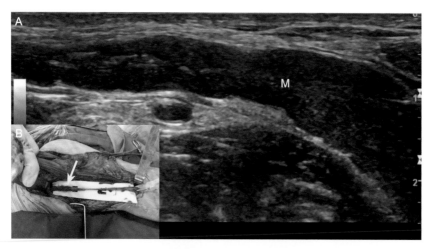

图 4-92　腋窝处正中神经损伤声像图

注:图 A 中 M 为正中神经损伤;图 B 箭头所指为腋窝处正中神经增粗,神经瘤形成

ER 4-39　上臂腋窝处正中神经损伤动态图及讲解

病例 35

病例35正中神经、桡神经断裂外观见图4-93,超声检查及术中所见见图4-94~图4-96及ER 4-40。

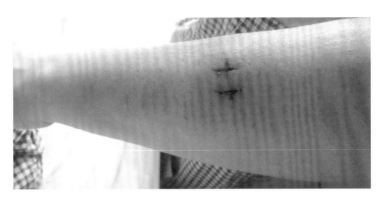

图 4-93　正中神经、桡神经断裂体表外观图

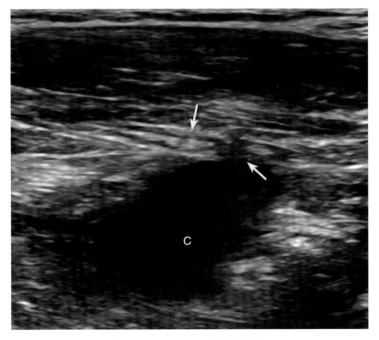

图 4-94　正中神经断裂声像图

注:箭头所指为神经断裂处,C为血肿

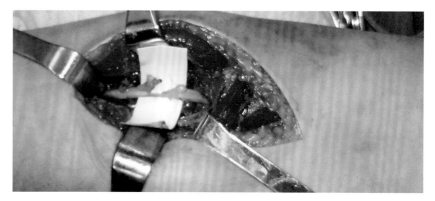

图 4-95　正中神经断裂术中图(缝合前)

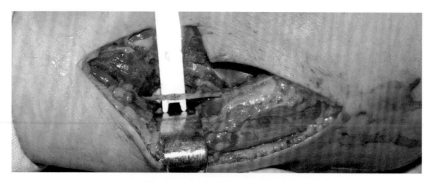

图 4-96　正中神经断裂术中图(缝合后)

ER 4-40　正中神经、桡神经断裂动态图及讲解

小结

①正中神经损伤常表现为腕管综合征,外伤造成的多数情况下有创伤性神经瘤形成;②当临床出现正中神经症状而难以定位损伤水平时,扫查的要点在于严格按照正中、尺、桡神经的解剖结构走行扫查追踪;③存在正中神经损伤典型症状,而前臂未发现病变时,应向上向腋窝水平走行扫查,可显示病变部位,避免漏诊;④超声检查完成时,探头要与腕部屈肌腱相互垂直,否则屈肌腱的回声会发生变化,不易区分正中神经与屈肌腱。

二、尺神经损伤(病例 36~ 病例 40)

尺神经在肘管内位置表浅,其损伤与其解剖结构密切相关。肘后病变如软组织增厚、骨性对位不良、血管跨越神经、肿物、反复曲肘等均可卡压尺神经,引起肘管综合征。临床表现为环小指麻木,感觉减弱或消失,手精细运动不灵活,部分肌肉不同程度萎缩,查体曲肘试验、Tinel 征(+)。超声表现为卡压处神经走行弯曲、变细,近端神经水肿,增粗,神经束状结构消失呈低回声,严重者形成假性神经瘤。

病例 36

病例摘要:患者,女,46 岁。主诉:右肘部碰伤后,右手尺侧小指、环指尺侧麻木 4 个月。现病史:患者于 4 个月前无意中右肘部碰到茶几上,当时感觉右手尺侧、小指、环指尺侧麻木严重,右肘部无明显伤口,无外伤出血,未曾引起重视,未经正

规医院诊治,4个月来患者右手症状无明显好转,近来感觉右手肌力变弱,灵活性减退,右手小指、环指伸直困难。专科查体:右肘部无明显畸形,尺神经肘段触及条束状改变,右手尺侧、小鱼际、小指及环指尺侧感觉减退,右手小鱼际骨间肌萎缩不明显。小指、环指轻度弯曲呈爪状畸形,尺神经沟处 Tinel 征(+)。肌电图检查:右肘部尺神经中 - 重度损伤电生理表现。

超声所见:于肘部尺神经扫查;神经连续,远端神经局部变细,直径 0.20cm,其近端局部神经增粗,呈瘤样条索状改变,显示长度 1.0cm,厚 0.35cm,横截面积 0.16cm^2。超声诊断:右肘部尺神经损伤(卡压),神经瘤形成(图 4-97~ 图 4-99、ER 4-41)。

手术所见:右肘部尺神经连续性完整,行经肘管处神经卡压,打开肘管,游离尺神经,见神经局部变性、增粗,呈条索状瘤样改变。术后诊断:右肘部尺神经损伤。

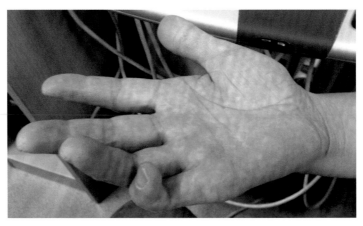

图 4-97　肘管综合征尺神经卡压外观图(爪形手)

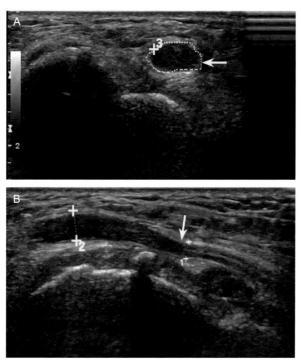

图 4-98　肘管综合征尺神经卡压声像图

注:图 A 箭头示尺神经短轴,游标卡尺旁虚线为尺神经横截面积;
　　图 B 示尺神经长轴,箭头所指为尺神经卡压变细

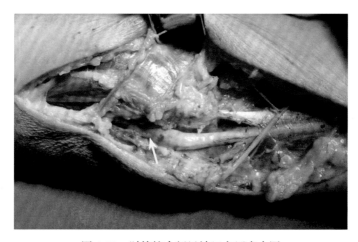

图 4-99　肘管综合征尺神经卡压术中图

注:箭头示尺神经卡压处

ER 4-41　肘管综合征尺神经卡压动态图及讲解

病例 37

病例 37 肘管综合征尺神经卡压超声检查见图 4-100。

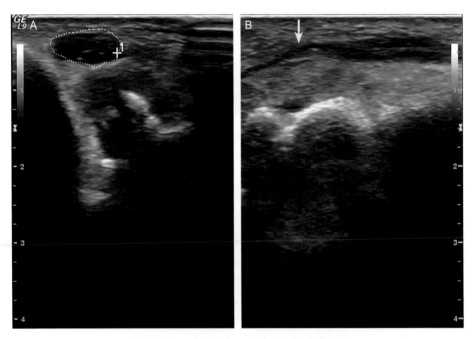

图 4-100　肘管综合征尺神经卡压声像图

注:图 A 游标卡尺旁虚线为尺神经横截面积;图 B 箭头所指为尺神经卡压处

病例 38

病例 38 肘管综合征尺神经卡压超声检查及术中所见见图 4-101、图 4-102。

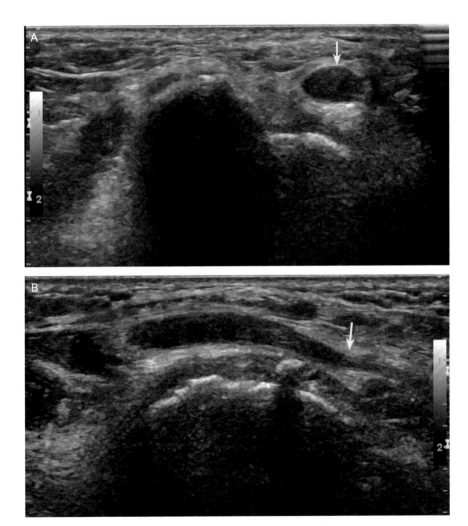

图 4-101 肘管综合征尺神经卡压声像图

注:图 A 箭头所指处为尺神经短轴;图 B 箭头所指为尺神经卡压处

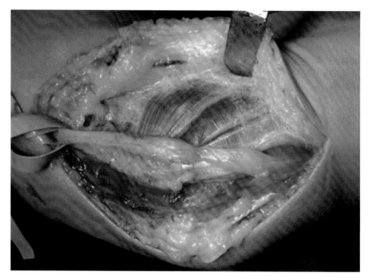

图 4-102　肘管综合征尺神经卡压术中图

注:箭头所指为尺神经卡压处

病例 39

病例 39 尺神经断裂超声检查及术中所见见图 4-103~ 图 4-105。

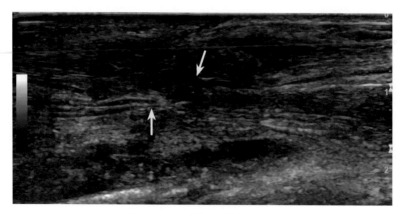

图 4-103　尺神经断裂声像图

注:箭头所指为尺神经断裂两侧断端

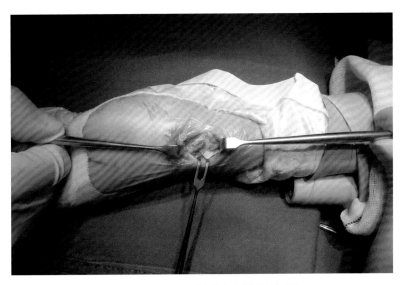

图 4-104　尺神经断裂术中图（缝合前）

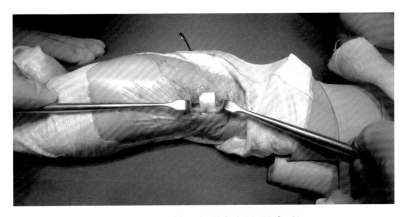

图 4-105　尺神经断裂术中图（缝合后）

病例 40

病例 40 肘管综合征尺神经卡压超声检查及术中所见见图 4-106、图 4-107。

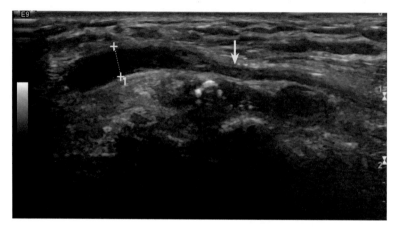

图 4-106　肘管综合征尺神经卡压声像图(神经瘤形成)

注：箭头所指为尺神经卡压，游标卡尺为尺神经神经瘤形成

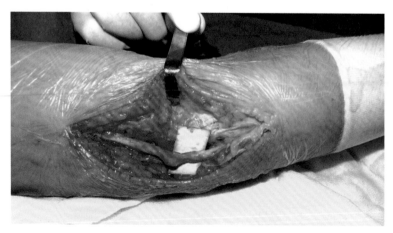

图 4-107　肘管综合征尺神经卡压术中图(神经瘤形成)

临床上常见慢性卡压或压迫外周神经损伤引起的肢体疼痛、麻木或功能障碍(如腕管综合征、肘管综合征等)。早期诊断有助于选择最佳的治疗时机和方案,尽早解除卡压,改善神经微循环,以促使髓鞘再生,防止其发生不可逆的变化,尽早和最大限度地恢复神经功能。

注意事项:①扫查时,要了解患者的病史和体征,对于检查神经损伤及病变有重要提示;②应注意神经的走行及损伤的部位及其直径变化,观察神经损伤走行的连续性及经吻合术后神经修复情况;③观察神经横切面神经的结构是否完整和神经纵切面束状结构是否连续,可以判断病变部位的神经损伤卡压程度。

三、尺神经变异(缺如)(病例41)

尺神经变异:尺神经不在尺神经沟内,而位于肱骨内上髁前方。由于失去了尺神经沟的约束作用,尺神经会随肘关节活动与周围组织产生摩擦,从而导致神经炎。偶见尺神经缺如的异常病例。

病例41

尺神经缺如病例见图4-108~图4-111、ER 4-42及ER 4-43。

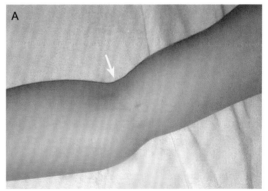

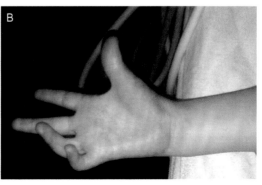

图 4-108 尺神经缺如体表外观图
注:图 A 箭头所指为上臂缩窄;图 B 为小指伸直障碍

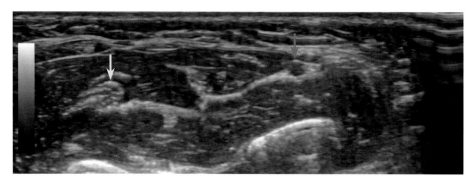

图 4-109　尺神经缺如声像图

注:黄色箭头所指为正中神经短轴,蓝色箭头所指为尺动脉

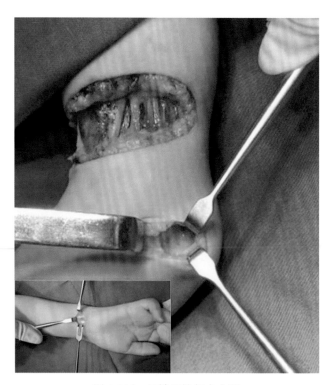

图 4-110　尺神经缺如术中图

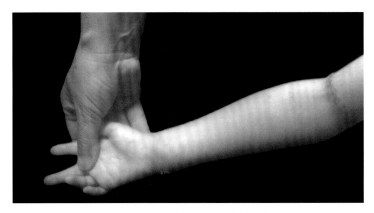

图 4-111　尺神经缺如术后外观图

ER 4-42　尺神经缺如动态图及讲解

ER 4-43　尺神经缺如对侧正常尺神经动态图及讲解

 小结

　　①患者有典型尺神经损伤症状,外观有肌肉明显萎缩时,首先要仔细扫查尺神经走行;②发现异常并注意与对侧对比扫查,即可发现患者存在尺神经异常,从而做出正确诊断。

四、神经囊肿卡压(病例 42~ 病例 47)

神经内、外囊肿致神经卡压是临床上一种少见的周围神经疾病。 超声可直观地判定神经卡压损伤形态、走行及位置,可通过声像图鉴别神经内囊肿、神经外囊肿及神经鞘瘤,为临床诊断和手术提供有力的影像学依据。根据囊肿的位置不同,临床上将生长于神经外膜内的囊肿称为神经内囊肿;位于神经外膜外的囊肿称为神经外囊肿。

病例 42

病例42肘管综合征尺神经卡压(外囊肿形成)超声检查及术中所见见图4-112、图 4-113 及 ER 4-44。

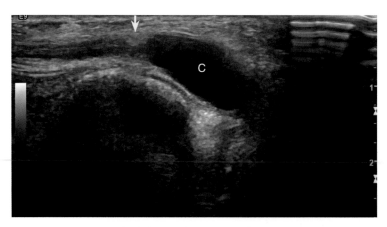

图 4-112　肘管综合征尺神经卡压(外囊肿形成)声像图

注:箭头所指为尺神经,C 为尺神经外囊肿

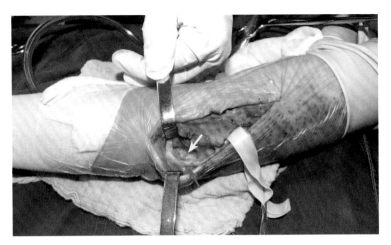

图4-113 肘管综合征尺神经卡压(外囊肿形成)术中图

注:蓝色箭头所指为尺神经,黄色箭头所指为神经外囊肿

ER 4-44 肘管综合征尺神经卡压(外囊肿形成)动态图及讲解

病例43

病例43肘管综合征尺神经卡压(外囊肿形成)超声检查及术中所见见图4-114~ 图4-116 及 ER 4-45。

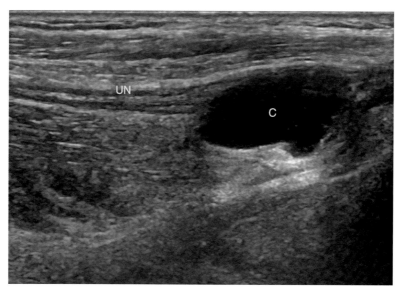

图 4-114　肘管综合征尺神经卡压(外囊肿形成)声像图

注:UN 为尺神经,C 为尺神经外囊肿

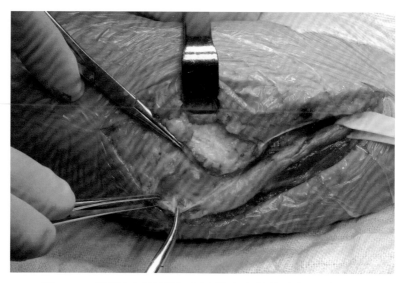

图 4-115　肘管综合征尺神经卡压(外囊肿形成)术中图(剥离前)

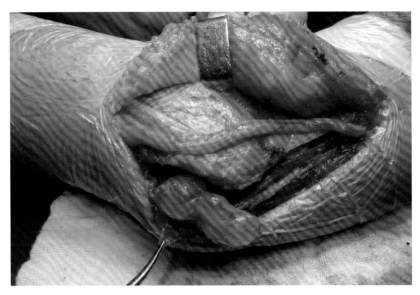

图 4-116　肘管综合征尺神经卡压(外囊肿形成)术中图(剥离后)

ER 4-45　肘管综合征尺神经卡压(外囊肿形成)动态图及讲解

病例 44

病例 44 肘管综合征尺神经外囊肿体表外观见图 4-117,肘管综合征尺神经外囊肿形成超声检查及术中所见见图 4-118、图 4-119 及 ER 4-46、ER 4-47。

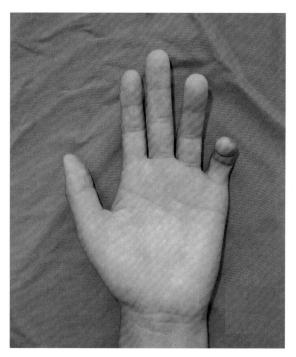

图 4-117　肘管综合征尺神经外囊肿体表外观图

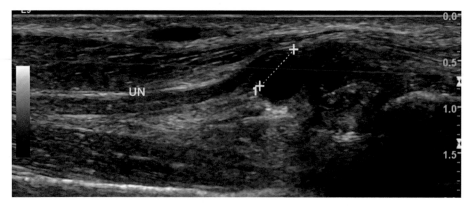

图 4-118　肘管综合征尺神经外囊肿形成声像图

注:UN 为尺神经,游标卡尺为尺神经外囊肿形成

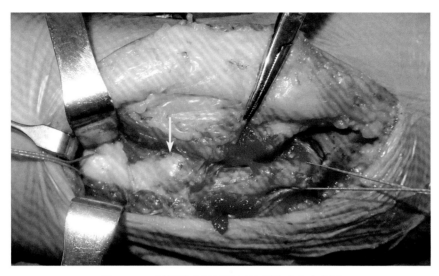

图 4-119　肘管综合征尺神经外囊肿形成术中图

注:箭头所指为尺神经外囊肿形成

ER 4-46　肘管综合征尺神经外囊肿形成动态图及讲解

ER 4-47　肘管综合征尺神经外囊肿形成术中动态图及讲解

病例 45

病例 45 肘管综合征尺神经外囊肿超声检查及术中所见见图 4-120~ 图 4-122。

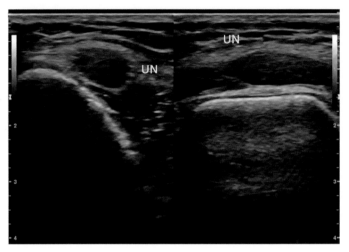

图 4-120　肘管综合征尺神经外囊肿形成声像图

注:UN 为尺神经外囊肿包绕

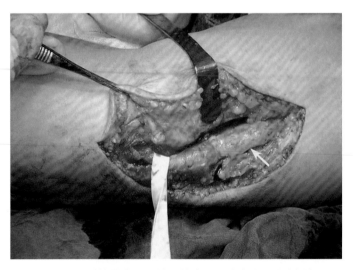

图 4-121　肘管综合征尺神经外囊肿形成术中图(剥离前)

注:箭头所指为尺神经外囊肿包绕剥离前

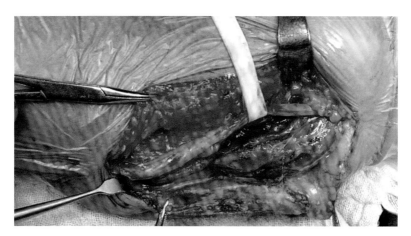

图 4-122　肘管综合征尺神经外囊肿形成术中图(剥离后)

病例 46

病例 46 肘管综合征尺神经内囊肿超声检查及术中所见见图 4-123、图 4-124 及 ER 4-48。

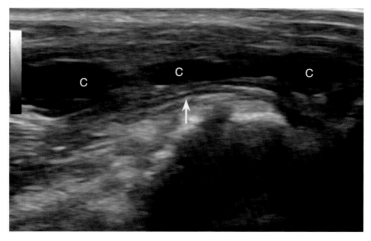

图 4-123　肘管综合征尺神经内囊肿形成声像图

注:箭头所指为尺神经,C 为尺神经内囊肿形成

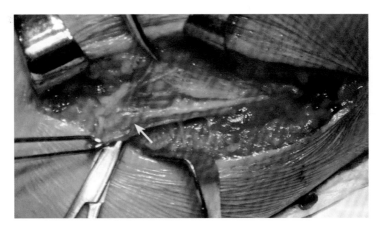

图 4-124　肘管综合征尺神经内囊肿形成术中图

注:箭头所指为尺神经内囊肿

ER 4-48　肘管综合征尺神经内囊肿形成动态图及讲解

病例 47

病例 47 尺神经浅支损伤(囊肿形成)超声检查及术中所见见图 4-125~ 图 4-127

及 ER 4-49。

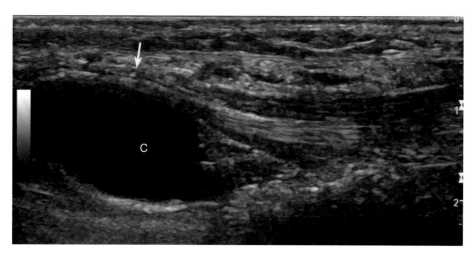

图 4-125　尺神经浅支损伤(囊肿形成)声像图

注:箭头所指为尺神经浅支,C 为囊肿

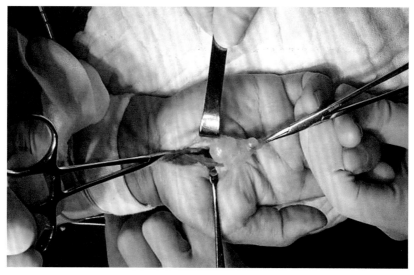

图 4-126　尺神经浅支损伤(囊肿形成)术中图(剥离前)

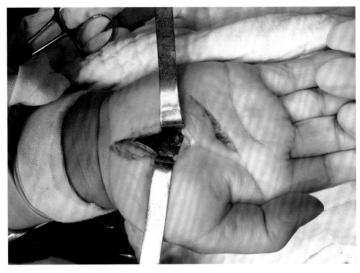

图 4-127　尺神经浅支损伤(囊肿形成)术中图(剥离后)

ER 4-49　尺神经浅支损伤(囊肿形成)讲解

小结

　　神经外囊肿和神经内囊肿是造成肘管综合征的一种常见原因。重点要鉴别是神经外囊肿还是内囊肿压迫导致的损伤,尽早诊治。

　　注意事项:①周围神经外囊肿仅压迫神经外膜,对神经束支的损伤较小;②神经内囊肿局限于神经外膜内,囊液直接压迫及粘连神经束支,损伤较重。

五、桡神经(包括骨间背神经)损伤(病例48~ 病例57)

在周围神经损伤中,有相当一部分患者病因不明确,起病隐匿,特别是症状较轻或不典型时,作为首诊的超声医师很容易漏诊,必须提高对此类疾病的认识。尤其在上肢部位,各种原因引起的桡神经及分支被牵拉、压迫引起的桡神经麻痹,或者前臂肌肉反复旋转出现卡压致神经束扭转或缩窄,在临床并不少见。此类患者的典型症状是无明显诱因出现上肢运动后伸腕伸指无力,上臂外侧、后侧或是前臂局部疼痛,取物困难,甚至出现腕下垂。以往临床诊断不明原因的上肢神经病变常根据临床表现和电生理检查来判断神经损伤程度,但很难对神经病变的定位及形态学改变做出明确判断。高频超声可清晰显示上肢桡神经束的走行及内部结构,并可清晰显示缩窄的神经束及累及范围。病变声像图常表现为神经局部缩窄、两端神经束增粗,内部条索束膜结构消失,回声减低;部分病变定位于前臂的骨间背神经损伤,声像图表现为神经走行粗细不均匀,神经局部变细或两端神经束增粗,内部回声减低,神经外膜回声增强。

病例 48

病例摘要:患者,女,16 岁,左上臂疼痛伴伸腕伸指无力及腕下垂 2 个月,发病前曾有"感冒"发热史,上臂外侧及后侧有疼痛。

肌电图检查:上臂桡神经损伤电生理表现。

超声所见:于上臂桡神经扫查,神经走行连续,上臂下 1/3 处桡神经局部变细,直径 2mm,其两端局部神经增粗,呈瘤样条索状改变,显示长度 1.0cm,内径 0.35cm,横截面积 0.16cm^2。超声诊断:左上臂桡神经损伤(卡压)并神经瘤形成(图 4-128、图 4-129、ER 4-50)。

手术所见:左上臂桡神经连续性完整,上臂下 1/3 处桡神经局部变细,两端见神经局部变性、增粗,呈条索状瘤样改变。

术后诊断:左上臂桡神经损伤。

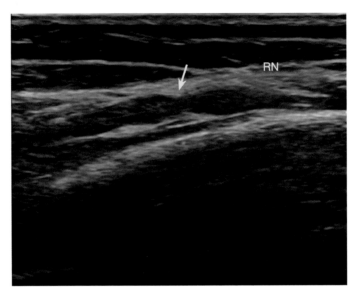

图 4-128　上臂桡神经缩窄声像图

注:RN 为桡神经,箭头所指为桡神经缩窄处

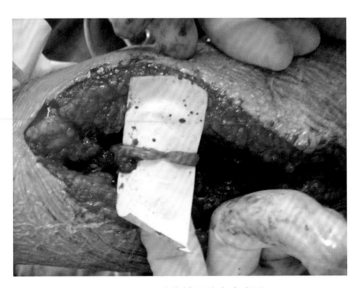

图 4-129　上臂桡神经缩窄术中图

ER 4-50　上臂桡神经缩窄动态图及讲解

病例 49

病例摘要:患者,女,17 岁,主诉:发现左侧垂腕垂指畸形 1 个月。现病史:患者于 1 个月前感冒后出现左侧伸腕伸指无力,左前臂疼痛麻木,于当地医院行输液治疗(具体用药不详),无明显缓解,近日来左侧伸腕、伸指无力症状加重。专科查体:左腕及左指主动伸腕伸指功能障碍,桡侧腕伸肌及尺侧腕伸肌肌力 2 级,左腕自腕横纹以远感觉麻木,指远端血运正常。

超声所见:左侧桡神经走行连续,上臂内侧桡神经局部变细,测直径约0.26cm,其远端直径约 0.47cm。超声提示:左侧桡神经走行连续,上臂上段内侧桡神经局部变细,考虑桡神经局部缩窄(图 4-130~ 图 4-132、ER 4-51)。

手术所见:桡神经自桡神经沟出口卜 4cm 处明显变细,神经两端仅剩包膜相连,病变长度约 1.5cm,质硬,触及串珠样改变,切除病变神经组织,吻合桡神经远近断端神经外膜。

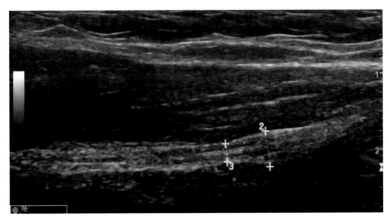

图 4-130　上臂桡神经损伤声像图(腊肠样改变)

注:游标卡尺 3 为桡神经缩窄,游标卡尺 2 为桡神经增粗

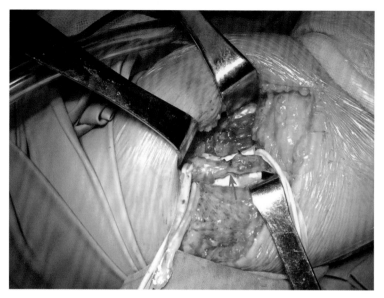

图 4-131　上臂桡神经损伤术中图(修复前)

注:箭头所指为桡神经缩窄处

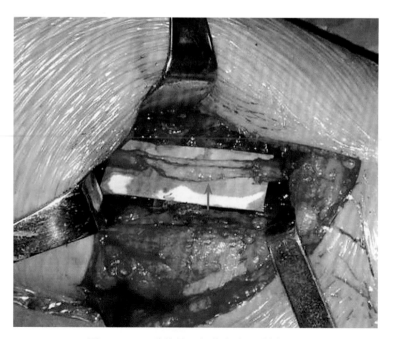

图 4-132　上臂桡神经损伤术中图(修复后)

注:箭头所指为修复后桡神经

ER 4-51 上臂桡神经损伤(腊肠样改变)动态图及讲解

病例 50

病例 50 上臂桡神经多发缩窄超声检查及术中所见见图 4-133、图 4-134。

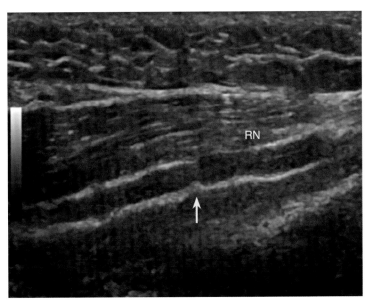

图 4-133 上臂桡神经多发缩窄声像图

注:RN 为桡神经,箭头所指为神经缩窄处

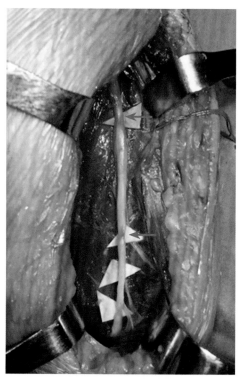

图 4-134　上臂桡神经多发缩窄术中图

注：箭头所指为神经多发缩窄处

病例 51

病例摘要：患者，男，45 岁。主诉：右手主动伸指、伸拇功能障碍 9 个月余。现病史：患者于 9 个月前无明显诱因出现右手主动伸指、伸拇功能障碍。专科查体：右手垂指垂拇异常，右手背侧肿胀。右手主动伸指、伸拇不能，拇长伸肌、指总伸肌肌力 0 级，被动活动可，右前臂背侧中上 1/3 处压痛。肌电图：右前臂骨间背神经损伤可能。

超声所见：右侧前臂上段骨间背神经粗细不均，回声略减低，测较细处直径约 1.2mm，测较宽处直径约 1.5mm。超声提示：右侧前臂上段骨间背神经粗细不均，不除外神经炎性改变（图 4-135、图 4-136、ER 4-52）。

手术过程:术中探查见桡神经深支于旋后肌腱弓处变细,将桡神经深支表面的旋后肌劈开,见桡神经深支局部受压变扁、变细,给予神经彻底松解。

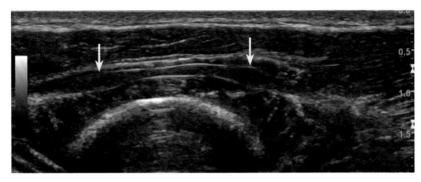

图 4-135 骨间背神经损伤声像图

注:箭头所指为骨间背神经损伤

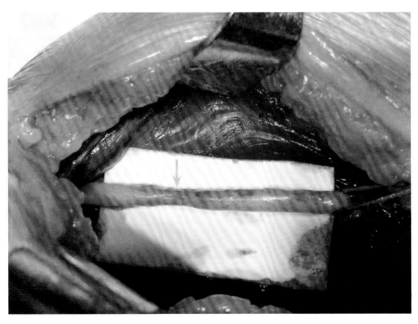

图 4-136 骨间背神经损伤术中图

注:箭头所指为骨间背神经狭窄

ER 4-52　骨间背神经损伤动态图及讲解

病例 52

病例 52 骨间背神经损伤超声检查及术中所见见图 4-137、图 4-138。

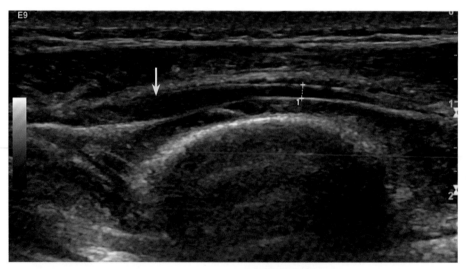

图 4-137　骨间背神经损伤声像图

注：游标卡尺为骨间背神经，箭头所指为骨间背神经局部增粗

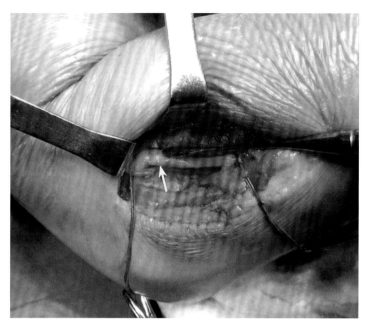

图 4-138　骨间背神经损伤术中图

注:箭头所指为骨间背神经局部增粗

病例53

病例53骨间背神经损伤外观见图 4-139,超声检查及术中所见见图 4-140~图 4-142 及 ER 4-53。

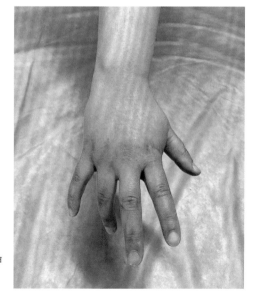

图 4-139　骨间背神经损伤体表外观图

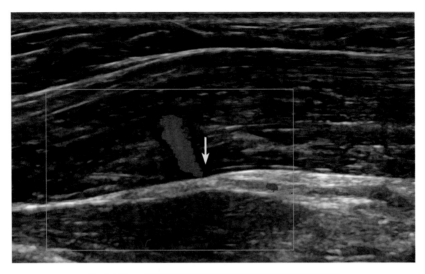

图 4-140　血管骑跨骨间背神经致神经受压声像图

注:箭头所指为神经受压

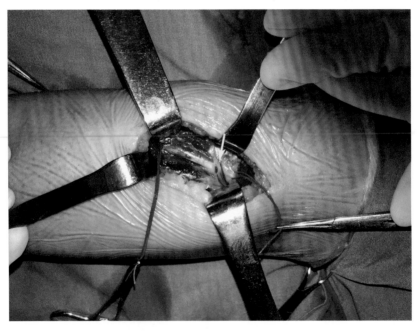

图 4-141　血管骑跨骨间背神经致神经受压术中图(松解前)

注:箭头所指为血管骑跨骨间背神经

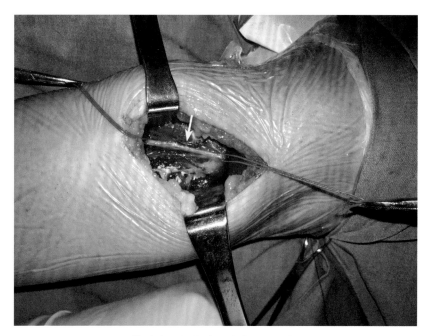

图 4-142　血管骑跨骨间背神经致神经受压术中图（松解后）

注：箭头所指为骨间背神经

ER 4-53　血管骑跨骨间背神经致神经受压动态图及讲解

病例 54

病例 54 上臂桡神经多发缩窄超声检查及术中所见见图 4-143~ 图 4-145 及 ER 4-54。

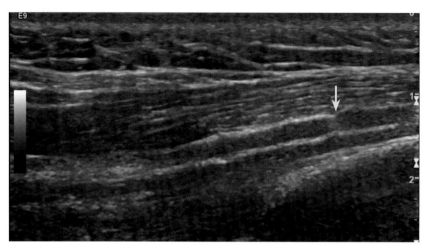

图 4-143　上臂桡神经多发缩窄声像图

注:箭头所指为桡神经缩窄

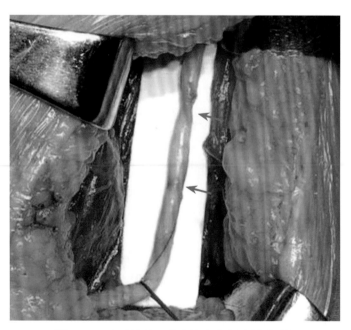

图 4-144　上臂桡神经多发缩窄术中图(修复前)

注:箭头所指为桡神经多发缩窄

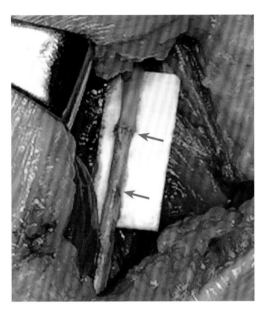

图 4-145 上臂桡神经多发缩窄术中图（修复后）

注：箭头所指为修复后桡神经

ER 4-54 上臂桡神经多发缩窄动态图及讲解

病例 55

病例 55 上臂桡神经创伤性神经瘤超声检查及术中所见见图 4-146。

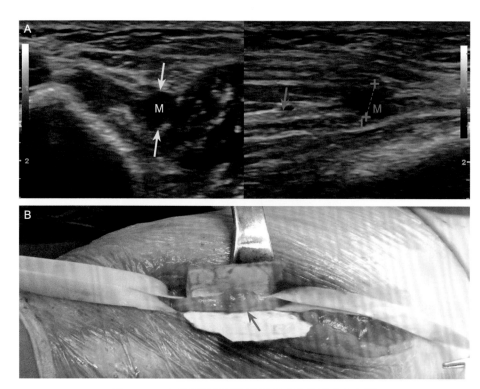

图 4-146　上臂桡神经创伤性神经瘤声像图及术中图

注:图 A 中黄色箭头及 M 示创伤性神经瘤短轴,蓝色箭头示桡神经,蓝色 M 及游标卡尺示
　　创伤性神经瘤长轴;图 B 蓝色箭头所指为桡神经创伤性神经瘤

病例 56

　　病例 56 上臂桡神经断
裂外观见图 4-147,超声检查
见图 4-148 及 ER 4-55。

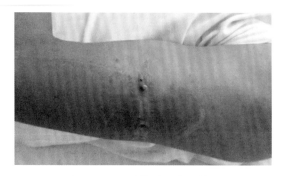

图 4-147　上臂桡神经断裂体表图

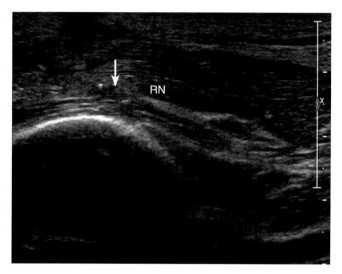

图 4-148 上臂桡神经断裂声像图

注:RN 为桡神经,箭头所指为桡神经断裂处

ER 4-55 上臂桡神经断裂动态图及讲解

病例 57

病例 57 上臂桡神经断裂超声检查及术中所见见图 4-149、图 4-150。

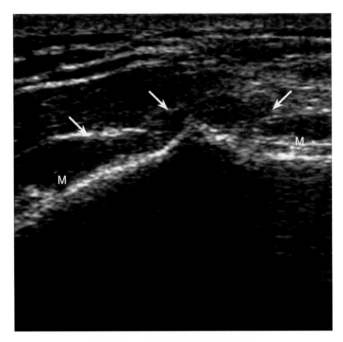

图 4-149　上臂桡神经断裂声像图

注:箭头所指为桡神经断裂处,M 为桡神经断裂创伤性神经瘤形成

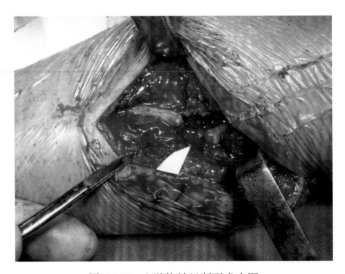

图 4-150　上臂桡神经断裂术中图

> 病毒感染可引起桡神经炎性损伤,病毒先造成全身感染、发热,周身酸痛,在原有解剖基础上(如肱三头肌外侧头引起的局部压迫)病毒感染加剧病变,从而产生了上臂桡神经损伤的症状。另有患者因上臂用力不当或不良体位(如醉酒后上肢受压时间过长)引起。损伤后反复运动进一步影响神经,导致了桡神经束纤维化和自身缩窄,并可能出现脉管炎表现。
>
> **注意事项:**①上臂桡神经损伤最常见的临床表现是上肢无力、手不能提物,严重时出现腕下垂;②骨间背神经损伤常表现为前臂压痛明显;③超声检查时,注意上臂桡神经及骨间背神经走行的连续性,观察神经有无缩窄、断裂、增粗或水肿等声像图表现,准确判断神经损伤部位。

六、上肢周围神经鞘瘤(病例58~病例68)

神经鞘瘤和神经纤维瘤统称为神经鞘类肿瘤。肿瘤好发于大神经干,常见于皮下或浅表肌层,经验不足时常易误诊为血肿、血栓或血管瘤,常见超声特征如低回声、边界清晰、有包膜、后方回声增强等。在病理上神经鞘瘤是有包膜的,外科手术时很容易完整切除肿瘤而不损伤神经干。

病例58

病例摘要:患者,男,66岁。主诉:发现左腕部包块伴左手麻木7个月。现病史:患者于7个月前无明显诱因发现左腕部一突起包块,质硬,按压时疼痛并向前臂放射。专科查体:左腕部可见质硬包块,大小约1cm×2cm,与周围组织界限不清,按压时疼痛明显并向2~4指放射,呈灼烧样疼痛,左手骨间肌可见明显萎缩,分并指无力,拇指对掌活动受限,2~4指麻木明显,桡动脉搏动可触及。

超声所见:左腕部正中神经走行处可见混合回声区,测范围约2.8cm×1.7cm,边界清楚,形态规则,与神经相连。彩色多普勒血流显像(CDFI)示实性部分内可见点条状血流信号。超声提示:左腕部正中神经走行处混合性包块,考虑神经鞘瘤(图 4-151、图 4-152、ER 4-56)。

手术过程:术中见左腕部正中神经呈梭形改变,包块为圆形将神经束支向周边挤压,切开外膜,将包块与神经束分离,见神经束支完整,有少量皮支相连,完整切除包块,向远近端游离并松解正中神经。病理检查:左腕部细胞性神经鞘瘤伴囊性变,局部瘤细胞增生活跃。

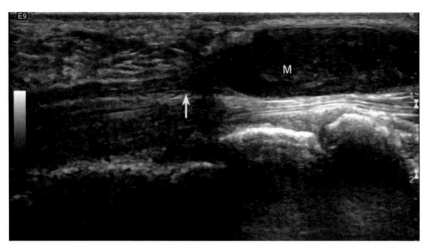

图 4-151　腕部正中神经鞘瘤声像图

注:箭头示正中神经,M 为正中神经鞘瘤

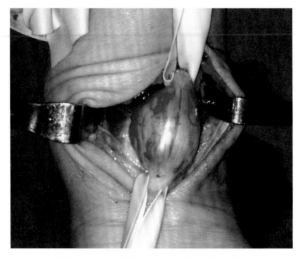

图 4-152　腕部正中神经鞘瘤术中图

ER 4-56　腕部正中神经鞘瘤动态图及讲解

病例 59

病例 59 上臂正中神经鞘瘤超声检查及术中所见见图 4-153、图 4-154 及 ER 4-57、ER 4-58。

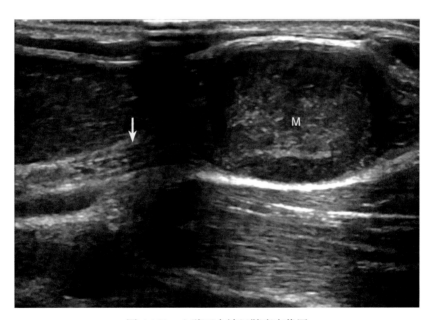

图 4-153　上臂正中神经鞘瘤声像图

注:箭头示正中神经,M 为正中神经鞘瘤

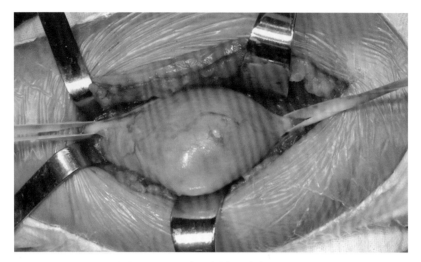

图 4-154　上臂正中神经鞘瘤术中图

ER 4-57　上臂正中神经鞘瘤动态图及讲解

ER 4-58　上臂正中神经鞘瘤超声造影动态图及讲解

病例 60

病例摘要:患者,男,48 岁,主诉:发现左上臂包块 12 年,进行性增大 1 年。现病史:患者于 12 年前无明显诱因发现左上臂上段内侧有一约"黄豆"大小包块,无压痛,未行检查及治疗。1 年前,发现包块逐渐增大,伴小指压痛麻木,劳累时明显,休息后缓解。

超声所见:左上臂尺神经走行区域可见一大小约 2.0cm×1.5cm 的低回声区,边界清晰,形态规则。超声提示:左上臂尺神经鞘瘤(图 4-155~ 图 4-158)。

手术所见:于左上臂切开皮肤,探查见瘤体约 2.0cm×3.0cm,边界清楚,质硬,密度均匀,瘤体包膜包绕尺神经束及细小皮神经,将肿瘤完整取出。病理检查:尺神经鞘瘤。

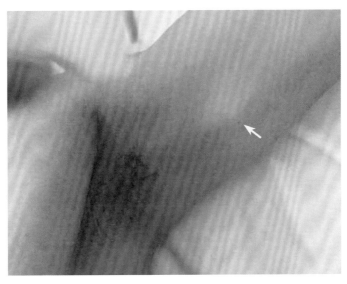

图 4-155　上臂尺神经鞘瘤体表外观图

注:箭头所指为体表包块

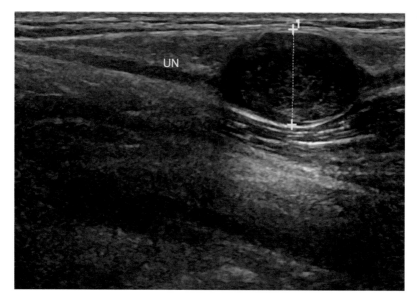

图 4-156　上臂尺神经鞘瘤声像图

注:UN 为尺神经,游标卡尺为尺神经鞘瘤

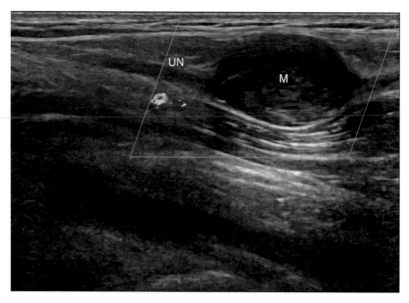

图 4-157　上臂尺神经鞘瘤彩色多普勒图

注:UN 为尺神经,M 为尺神经鞘瘤

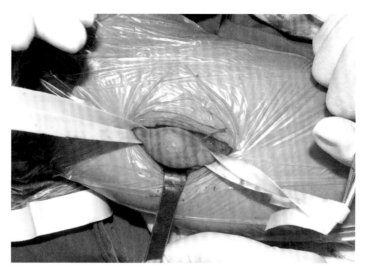

图 4-158　上臂尺神经鞘瘤术中图

病例 61

病例 61 上臂尺神经鞘瘤超声检查及术中所见见图 4-159、图 4-160 及 ER 4-59、ER 4-60。

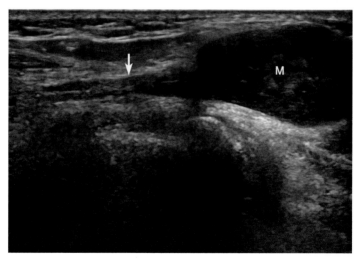

图 4-159　上臂尺神经鞘瘤声像图

注：箭头示尺神经，M 为尺神经鞘瘤

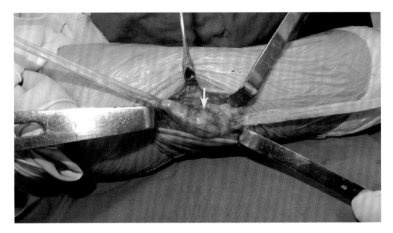

图 4-160　上臂尺神经鞘瘤术中图

注：箭头处为神经鞘瘤

ER 4-59　上臂尺神经鞘瘤动态图讲解

ER 4-60　上臂尺神经鞘瘤术中动态图及讲解

病例 62

　　病例 62 肘部尺神经鞘瘤超声检查及术中所见见图 4-161、图 4-162 及 ER 4-61、

ER 4-62。

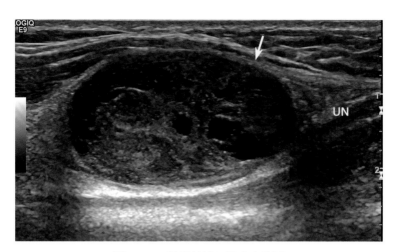

图 4-161　肘部尺神经鞘瘤声像图

注:UN 为尺神经,箭头处为尺神经鞘瘤

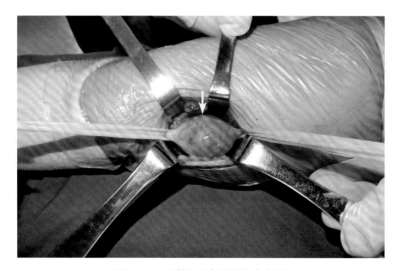

图 4-162　肘部尺神经鞘瘤术中图

注:箭头处为尺神经鞘瘤

ER 4-61　肘部尺神经动态图及讲解

ER 4-62　肘部尺神经术中动态图及讲解

病例 63

病例 63 腋窝处桡神经鞘瘤超声检查及术中所见见图 4-163、图 4-164 及 ER 4-63。

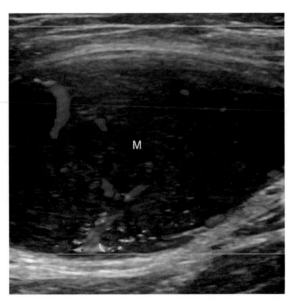

图 4-163　腋窝处桡神经鞘瘤声像图

注:M 为桡神经鞘瘤

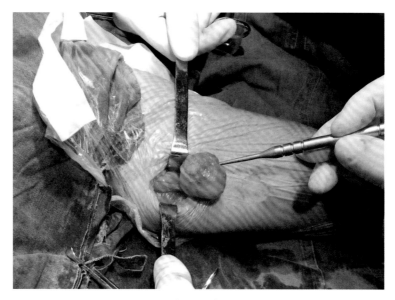

图 4-164 腋窝处桡神经鞘瘤术中图

ER 4-63 腋窝处桡神经鞘瘤动态图及讲解

病例 64

病例 64 上臂桡神经鞘瘤超声检查及术中所见见图 4-165、图 4-166 及 ER 4-64、ER 4-65。

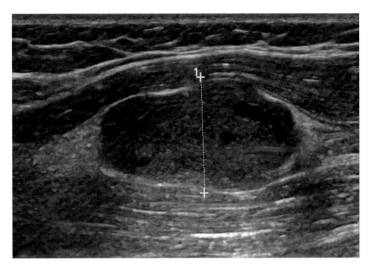

图 4-165　上臂桡神经鞘瘤声像图

注:游标卡尺处为桡神经鞘瘤

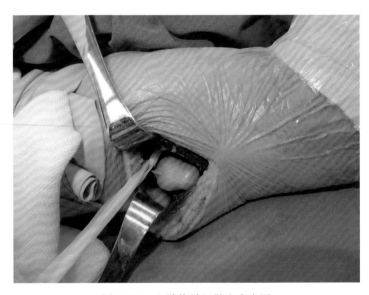

图 4-166　上臂桡神经鞘瘤术中图

ER 4-64 上臂桡神经鞘瘤动态图及讲解

ER 4-65 上臂桡神经术中动态图及讲解

病例 65

病例 65 前臂桡神经分支鞘瘤影像学检查及术中所见见图 4-167~ 图 4-169 及 ER 4-66。

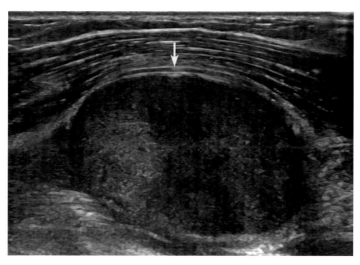

图 4-167 前臂桡神经分支神经鞘瘤声像图

注:箭头处为桡神经分支,后方为神经鞘瘤

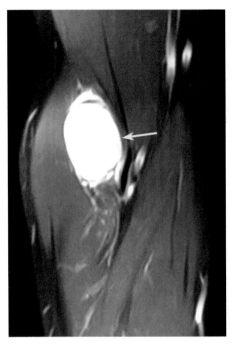

图 4-168　前臂桡神经分支鞘瘤
MRI 检查

注：箭头处高信号为神经鞘瘤

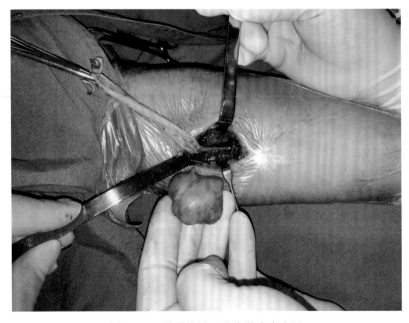

图 4-169　前臂桡神经分支鞘瘤术中图

ER 4-66 前臂桡神经分支鞘瘤动态图及讲解

病例 66

病例 66 上肢多发神经鞘瘤影像学检查及术中所见见图 4-170~ 图 4-172 及
ER 4-67。

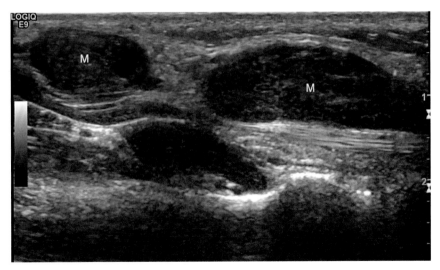

图 4-170 上肢多发神经鞘瘤声像图

注:M 为神经鞘瘤

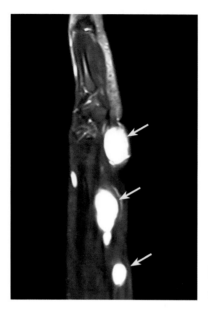

图 4-171　上肢多发神经鞘瘤 MRI 检查

注：箭头所指为神经鞘瘤

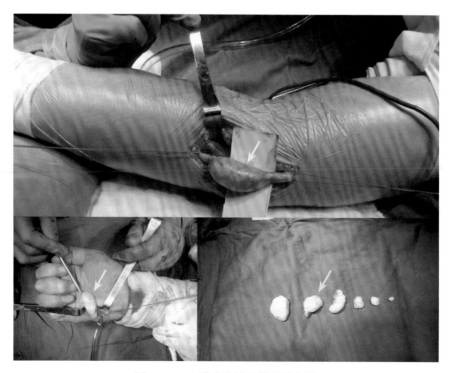

图 4-172　上肢多发神经鞘瘤术中图

注：箭头所指为神经鞘瘤

ER 4-67　上肢多发神经鞘瘤动态图及讲解

病例 67

病例 67 上肢多发神经鞘瘤影像学检查及术中所见见图 4-173~ 图 4-175 及 ER 4-68、ER 4-69。

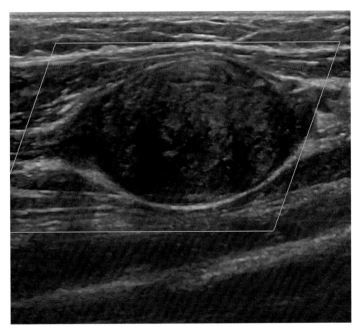

图 4-173　上肢多发神经鞘瘤彩色多普勒声像图

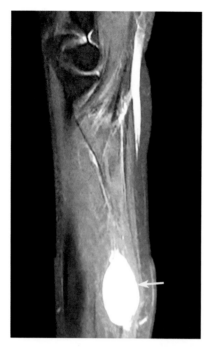

图 4-174　上肢多发神经鞘瘤
MRI 检查

注:箭头处高信号为神经鞘瘤

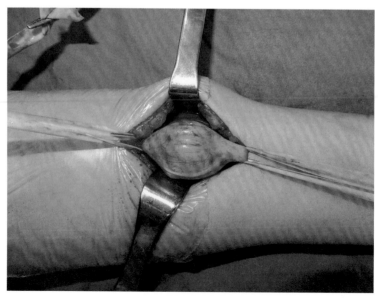

图 4-175　上肢多发神经鞘瘤术中图

ER 4-68　上肢多发神经鞘瘤动态图及讲解

ER 4-69　上肢多发神经鞘瘤术中动态图及讲解

病例 68

病例 68 指神经鞘瘤超声检查及术中所见见图 4-176、图 4-177。

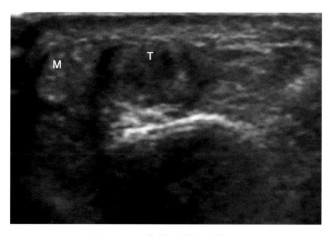

图 4-176　指神经鞘瘤声像图

注:M 为指神经鞘瘤,T 为肌腱

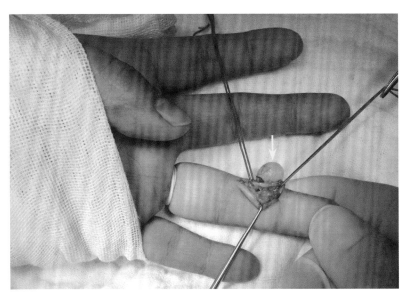

图 4-177　指神经鞘瘤术中图

注:箭头所指为指神经鞘瘤

　　在上肢肢体发现包块,如位于肌层,首先考虑来源于神经。操作者应熟悉周围神经的解剖走行及其毗邻关系。扫查过程中注意观察与神经的连接,需与脂肪瘤、筋膜结节、血管瘤、肿大淋巴结、肌腱等鉴别。超声检查对外周软组织包块的病因诊断有很好的临床价值,可早期发现及明确肿瘤与神经的关系,发现有无神经鞘瘤的形成,结合患者临床症状及体征,为手术提供丰富有用的信息。

　　注意事项:①神经鞘类肿瘤常常表现为低回声肿块,而浅表的其他软组织肿块几乎都是低回声,应熟悉正常神经的解剖及声像图特征来鉴别;②发现肿瘤与神经相连是定位神经源性肿瘤的重要征象;③触压肿物有疼痛及麻木感,这也是区别于肢体其他非神经源软组织肿物的显著特点。

七、神经纤维脂肪瘤病(病例 69、病例 70)

神经脂肪瘤病也称神经纤维脂肪瘤病,是少见的周围神经良性病变,常发生在正中神经,多伴受累肢体的巨指(趾)症。超声表现:低回声的神经纤维与高回声的脂肪组织相间排列呈"莲藕状",神经束可增粗。

病例 69

病例 69 尺神经神经纤维脂肪瘤病外观见图 4-178,超声检查及术中所见见图 4-179、图 4-180 及 ER 4-70。

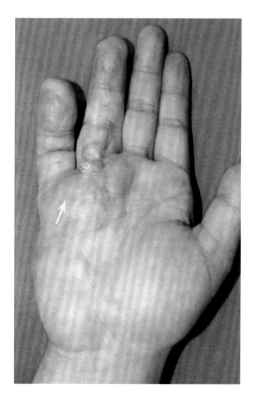

图 4-178　尺神经神经纤维脂肪瘤病体表外观图

注:箭头所指为体表患处

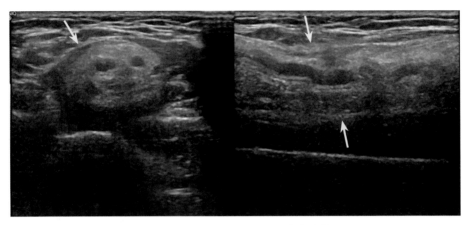

图 4-179 尺神经神经纤维脂肪瘤病声像图

注：箭头所指为尺神经纤维脂肪浸润短轴及长轴

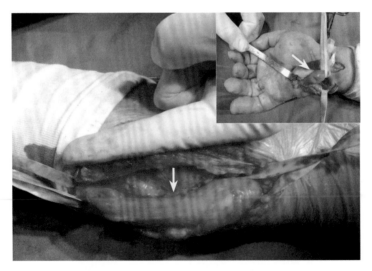

图 4-180 尺神经神经纤维脂肪瘤病术中图

注：箭头所指为尺神经纤维脂肪瘤

ER 4-70 尺神经神经纤维脂肪瘤病动态图及讲解

病例 70

病例摘要：患者，男，39 岁，2 年前无明显诱因发现右上臂肌肉萎缩，以三角肌和肱二头肌明显。查体：右上臂可见肌肉萎缩。超声提示：肌皮神经局部脂肪浸润（图 4-181~ 图 4-185、ER 4-71）。MRI：右侧腋窝神经根部见长 T_1 信号环绕，考虑神经局部脂肪浸润，右上臂肌肉萎缩。术后病理提示，右臂丛旁可见增生的纤维组织及血管和脂肪组织。

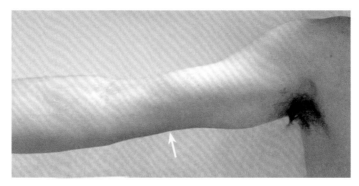

图 4-181　上肢肌皮神经纤维脂肪浸润体表外观图

注：箭头所指处为上臂肌肉萎缩

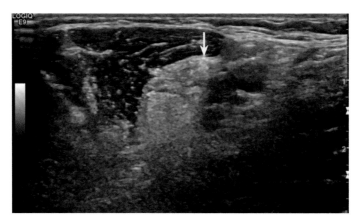

图 4-182　上肢肌皮神经纤维脂肪浸润声像图（横断面）

注：箭头所指为神经纤维脂肪浸润异常回声短轴

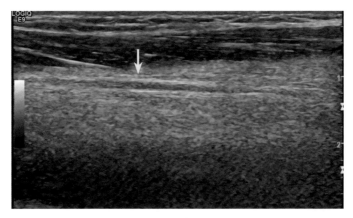

图 4-183　上肢肌皮神经纤维脂肪浸润声像图(纵断面)

注:箭头所指为神经纤维脂肪浸润异常回声长轴

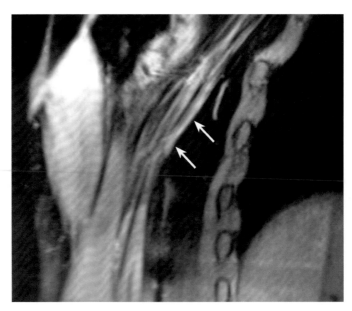

图 4-184　上肢肌皮神经纤维脂肪浸润 MRI 检查

注:箭头所指为神经纤维脂肪浸润

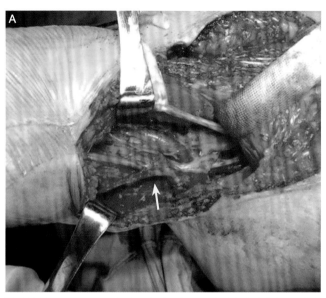

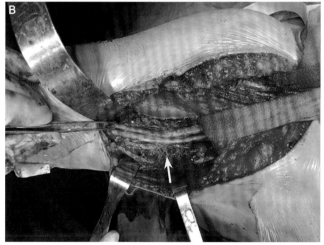

图 4-185　腋窝处上肢肌皮神经纤维脂肪浸润术中图

注:图 A 为神经纤维脂肪浸润清理前箭头示神经周围被纤维脂
肪组织包绕;图 B 为清理后,箭头示脂肪清理后露出的神经

ER 4-71　上肢肌皮神经纤维脂肪浸润动态图及讲解

小结

　　神经脂肪瘤病的 2 个病例提示，出现手指明显增粗、上臂肌肉萎缩等外观表现，并有神经症状时，首先要考虑与神经有关；上述病变位于肌肉和脂肪层之间，无经验的超声医师常常当作脂肪瘤。检查者了解尺神经和肌皮神经的解剖结构和走行，才能做出神经病变的正确诊断。

第三节　下肢神经疾病典型病例

　　下肢神经主要包括坐骨神经、胫神经、腓神经、股神经和隐神经等。高频超声能清晰地显示下肢神经走行及神经的细微结构，与健侧对比检查能够发现神经损伤的部位、范围及与周围组织的关系，下肢神经粗大易于显示，神经急性损伤时表现为神经束连续性强回声中断或部分中断，中断区可出现无回声区或低回声区。下肢神经卡压较为常见，如梨状肌综合征、股外侧皮神经卡压综合征等，其原因均为外周神经在一些结构较复杂的部位反复摩擦，血液循环障碍，发生脱髓鞘，声像图表现为卡压处神经变细，回声减低或不均，束状结构模糊甚至消失，神经外膜回声增粗增强，卡压远端神经迂曲变粗或粗细不均。

一、坐骨神经损伤(病例 71~ 病例 73)

　　外伤、医源性损伤、骨折、软组织病变引起坐骨神经病变在临床上极为常见，易造成患者肢体功能障碍，如未进行早期、积极、有效的诊断治疗，其康复效果不佳，可影响患者生活质量。常见临床症状为患侧下肢疼痛，严重者影响日常行走。

　　病例 71

　　病例摘要:患者,女,44 岁。主诉:左下肢疼痛 2 周,加重伴活动受限 5 天。现病史:患者无明显诱因 2 周前出现左下肢疼痛,未诊断,5 天前疼痛加重,并出现活动受限。专科查体:左臀部及左大腿压痛(+),膝关节以下小腿前侧面、外侧面、足背区及足底皮肤感觉消失。

超声所见：左侧坐骨神经走行于梨状肌之间，出口处直径约 0.42cm（对侧 0.53cm），梨状肌回声减低，范围约 2.2cm×1.2cm。超声提示：左侧坐骨神经走行连续，梨状肌回声减低，出口处坐骨神经受卡压较对侧细，考虑梨状肌综合征（图 4-186、ER 4-72、ER 4-73）。经消炎、缓解疼痛、促进神经功能修复等治疗后症状改善。

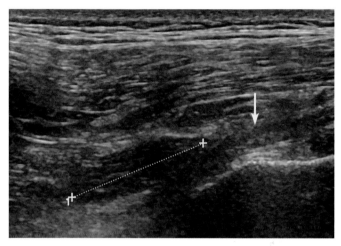

图 4-186　下肢梨状肌综合征声像图

注：箭头所指为坐骨神经，游标卡尺为梨状肌

ER 4-72　梨状肌综合征动态图及讲解

ER 4-73　对侧正常梨状肌动态图及讲解

病例 72

病例摘要:患者,女,33 岁。主诉:外伤后左下肢感觉异常,活动受限 10 年。现病史:10 年前患者外伤后左下肢疼痛,出血,皮肤感觉异常,左下肢肌无力,踝关节活动受限。专科查体:患者跛行入病房,足下垂畸形,左小腿胫前肌、腓骨长短肌肌肉萎缩(+),左侧小腿外侧,足背及足底针刺皮肤感觉减退,左足及足趾主动背伸不能,左胫前肌、伸趾总肌肌力 0 级、左足内收肌力减退,腓骨长短肌肌力 2 级,左足跖屈、内收肌力减退,左小腿三头肌、胫后肌肌力 2 级,左下肢臀下 Tinel 征(+)。

超声所见:左侧坐骨神经走行连续,大腿根部可见神经局部增粗水肿,回声减低,测直径约 1.1cm,显示长度约 3.4cm,其远端直径约 0.32cm。超声提示:左侧坐骨神经走行连续,大腿根部神经局部增粗水肿,回声减低,考虑坐骨神经损伤,可疑神经瘤形成及周围组织粘连(图 4-187、图 4-188、ER 4-74)。

手术所见:术中见坐骨神经增粗、粘连明显,彻底松解坐骨神经与周围组织粘连,行超强电刺激 5 分钟,见坐骨神经外膜沿神经走行方向已彻底松解,解除周围粘连。术后诊断:左侧坐骨神经损伤并神经瘤形成。

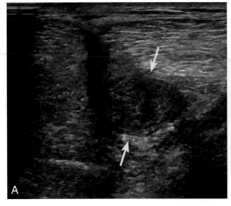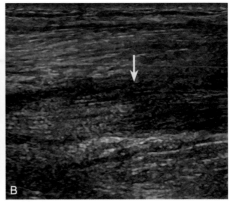

图 4-187　坐骨神经损伤及神经瘤形成声像图

注:箭头所指为坐骨神经增粗神经瘤形成短轴(图 A)及长轴(图 B)

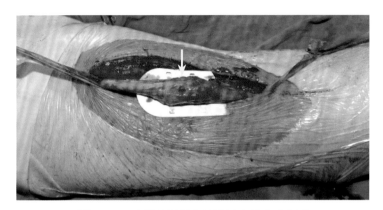

图 4-188　坐骨神经损伤及神经瘤形成术中图

注：箭头所指为坐骨神经瘤

ER 4-74　坐骨神经损伤及神经瘤形成动态图及讲解

病例 73

病例 73 坐骨神经断裂并创伤性神经瘤超声检查及术中所见见图 4-189、图 4-190 及 ER 4-75。

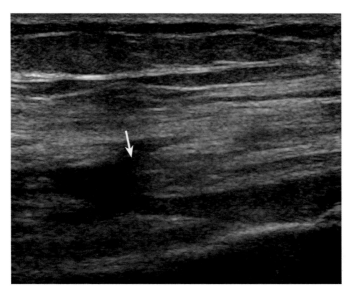

图 4-189　坐骨神经断裂并创伤性神经瘤形成声像图

注:箭头所指为坐骨神经断裂处

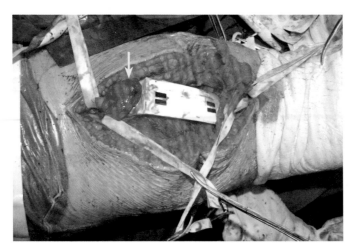

图 4-190　坐骨神经断裂并创伤性神经瘤形成术中图

注:箭头所指为坐骨神经断裂并创伤性神经瘤形成

ER 4-75　坐骨神经断裂并创伤性神经瘤形成动态图及讲解

　　坐骨神经损伤一般表现为下肢疼痛,检查者主要观察坐骨神经走行的连续性,有无增粗、水肿、断裂、神经瘤形成。

　　注意事项:①梨状肌综合征和椎间盘突出两者一般临床症状相似,临床上需要鉴别;②了解梨状肌和坐骨神经的解剖,综合临床症状和异常声像图表现作为鉴别基础;③对于有类似症状的患者,超声医师应尽可能为临床提供有价值的诊断信息。

二、腓神经损伤(病例 74~ 病例 77)

　　腓神经损伤临床较为常见,明确诊断是决定手术方案的关键,超声检查有助于全面了解腓神经病变的类型、范围和数量。临床症状主要表现为不同程度的腓神经损伤临床表现,如小腿外侧、足背外侧为主的麻木,足上抬受限,肌电图阳性。

病例 74

　　病例摘要:摔伤后右膝关节活动受限 4 个月。现病史:患者 4 个月前不慎损伤右膝关节,伴疼痛,后逐步出现行走功能受限,主要表现为行走时需抬高患肢,踝关节背伸及外翻活动受限。专科查体:跛行步态,行走时右下肢抬高,右下肢感觉未见明显异常,右侧胫前肌、踇长伸肌及腓骨长短肌肌力约 2 级。

　　超声所见:右侧腓总神经走行连续,腓骨小头处可见神经局部增粗,直径约 0.8cm,回声减低,测周围正常神经直径约 0.26cm。超声提示:右侧腓总神经走行连续,腓骨小头处神经增粗,回声减低,考虑腓总神经损伤(图 4-191、图 4-192、ER 4-76)。

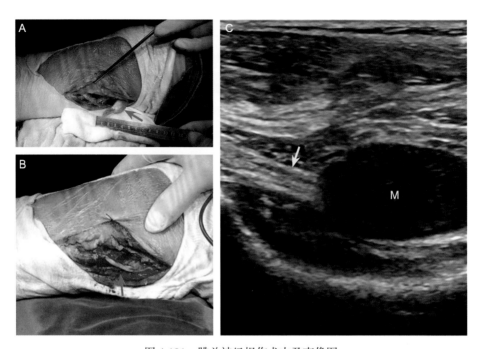

图 4-191　腓总神经损伤术中及声像图

注：图 A 蓝色箭头所指为腓总神经损伤神经瘤形成(修复前)；图 B 蓝色箭头所指为修复后
　　腓总神经；图 C 黄色箭头所指为腓总神经,M 为神经瘤

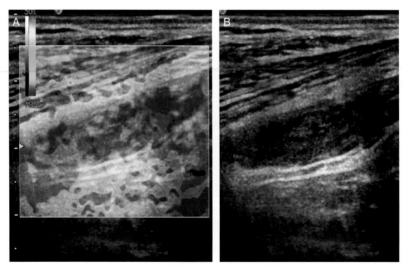

图 4-192　腓总神经损伤声像图及弹性成像

注：图 A 蓝色区域为腓总神经损伤区域弹性成像；图 B 为其二维声像图

ER 4-76 腓总神经损伤动态图及讲解

手术过程:术中见腓总神经横跨腓骨小头部分增粗,苍白,张力大,探查见其内侧腓骨小头膨大挤压,切开腓骨小头骨膜,见骨膜下软骨成分病变过度生长,使用刮匙将骨膜下病变刮除,见腓总神经张力减低,探查远端见其位于腓总神经入口处周围束带卡压,松解束带探查至远端,检查见腓总神经张力减低,形态部分恢复。

病例 75

病例 75 腓总神经损伤超声检查见图 4-193、ER 4-77。

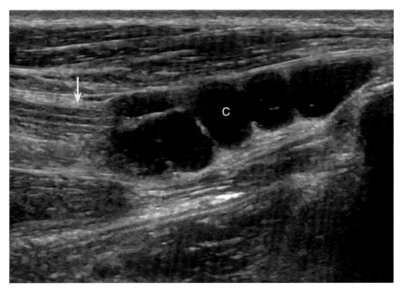

图 4-193 腓总神经损伤声像图

注:箭头所指为腓总神经,C 为囊肿形成

ER 4-77　腓总神经损伤动态图及讲解

病例 76

病例 76 腓总神经卡压超声检查及术中所见见图 4-194、图 4-195 及 ER 4-78、ER 4-79。

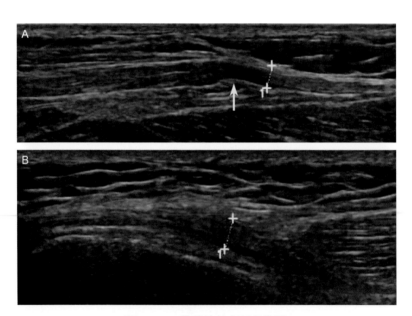

图 4-194　腓总神经卡压声像图

注:图 A 箭头处为腓总神经卡压处,游标卡尺处为卡压处神经变细;图 B 游标
　　卡处为腓总神经卡压下方神经增粗

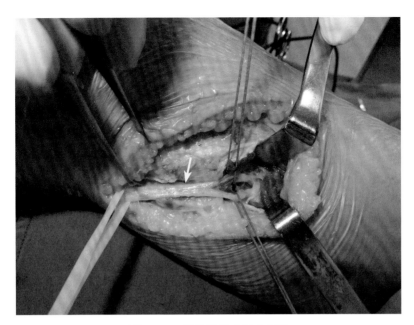

图 4-195 腓总神经卡压术中图

注:箭头处为腓总神经

ER 4-78 腓总神经卡压动态图及讲解

ER 4-79 腓总神经卡压术中动态图及讲解

病例 77

病例 77 外踝上方腓浅神经超声检查及术中所见见图 4-196、图 4-197。

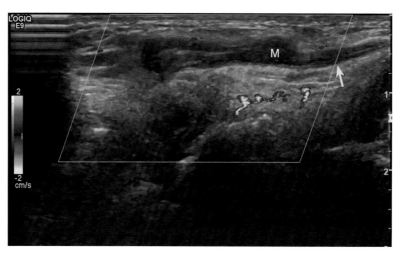

图 4-196　外踝上方腓浅神经创伤性神经瘤声像图

注:箭头所指为腓浅神经,M 为腓浅神经创伤性神经瘤

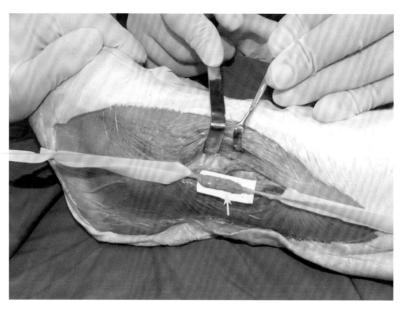

图 4-197　外踝上方腓浅神经创伤性神经瘤术中图

注:箭头示腓浅神经创伤性神经瘤

在下肢外伤患者中,腓总神经损伤较坐骨神经主干及胫神经更为常见,这与腓总神经特殊的解剖学部位有关。超声诊断腓总神经病变时,除应仔细观察神经本身的连续性、管径、内部回声等,更应注意对神经周围异常病变的检查,如有无骨折片、籽骨、有无瘢痕组织包裹、异常纤维束带卡压、占位性病变等,这些神经周围异常的病变往往是神经损伤的原因,也是手术治疗的适应证。

注意事项:①腓总神经损伤最常见的是位于腓骨小头的卡压,另外是腓总神经和胫神经汇合平面;②临床表现为脚腕不能背屈;③当患者出现上述症状时,检查者应注意观察腓总神经及腓浅神经的走行,特别是上述两处部位。

三、胫神经损伤(病例 78~ 病例 79)

胫神经支配小腿下半部的外后侧、外踝、足部全小趾的外侧缘及足底的皮肤。损伤后会出现相应支配区域的麻木、疼痛、感觉及运动障碍等。

病例 78

病例 78 踝管综合征超声检查及术中所见见图 4-198、图 4-199。

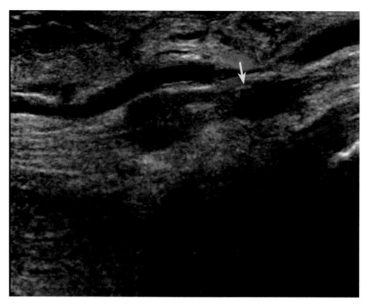

图 4-198　踝管综合征声像图

注:箭头示神经增粗水肿

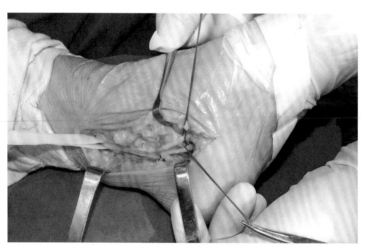

图 4-199　踝管综合征术中图

病例 79

病例 79 内踝胫神经损伤超声检查及术中所见见图 4-200、图 4-201 及 ER 4-80。

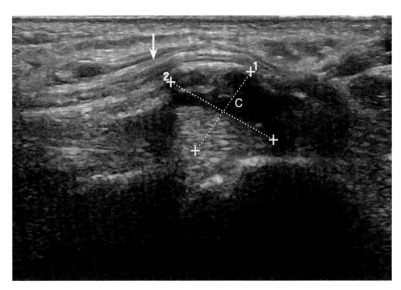

图 4-200　内踝胫神经损伤（神经外囊肿）声像图

注：箭头所指为胫神经,游标卡尺为胫神经损伤神经外囊肿形成

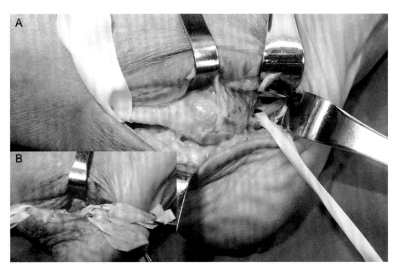

图 4-201　内踝胫神经损伤（神经外囊肿）术中图

注：图 A 为胫神经损伤神经囊肿形成剥离前；图 B 为剥离后

ER 4-80　内踝胫神经损伤囊肿形成动态图及讲解

小结

胫神经损伤常表现为踝管综合征。当患者出现足跟发麻时,超声检查者要注意内踝胫神经的扫查,有无囊肿形成导致卡压。

四、下肢周围神经鞘瘤(病例80~病例83)

神经鞘瘤多见于成年人,通常单发,分布范围广,大多见于颈部和四肢。外周神经鞘瘤需与神经纤维瘤、肿大淋巴结、血管瘤、脓肿等鉴别。

病例 80

病例摘要:患者,男,38岁。主诉:左大腿上端前内侧渐起包块,伴大腿内侧疼痛5年。现病史:患者于5年前无明显诱因偶然发现左大腿上端前内侧一包块,深压时局部疼痛。曾在当地医院按照"风湿性关节炎"治疗,后大腿内侧疼痛加剧,尤以坐位夜间疼痛明显,影响日常生活及休息。

超声所见:左大腿内侧肌层内见4.3cm×5.4cm的混合性肿物,两端与股神经相连,考虑神经鞘瘤(图4-202、图4-203、ER 4-81)。

手术所见:于左大腿肌层内一6.0cm×3.0cm包块,边界清楚,位于股神经内,活动度尚可,仔细分离切开瘤体外膜,见肿瘤起源于股神经束支,瘤体呈淡黄色脂肪样,中间包裹清亮液体。术后确诊为股神经鞘瘤。

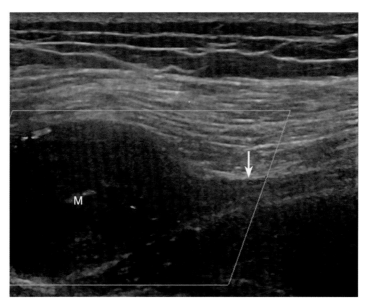

图 4-202　股神经鞘瘤声像图

注:箭头所指为股神经,M 为股神经鞘瘤

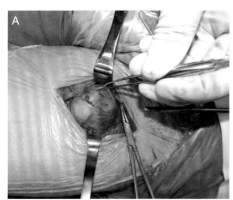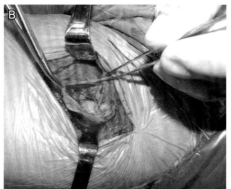

图 4-203　股神经鞘瘤术中图

注:图 A 股神经鞘瘤剥离前,图 B 为剥离后

ER 4-81　股神经鞘瘤动态图及讲解

病例 81

病例摘要:患者,女,64 岁。主诉:发现右侧腘窝包块 14 年,局部疼痛加重 3 年。现病史:患者 14 年前无明显诱因发现右侧腘窝包块,间断性疼痛,无其他症状。近 3 年来局部疼痛加重,伴有右下肢麻木及放射痛,专科查体:右侧腘窝处可触及约 1.0cm×0.5cm 的包块,质韧,表面光滑,压痛(+),后方放射痛,放射至小腿及足趾,边界不清,移动度可。右侧 Tinel 征(+)。外院 MRI:右侧腘窝软组织内异常信号,考虑囊肿。

超声所见:右侧腘窝腓总神经走行区内可见一 1.3cm×0.8cm 低回声区,边界清楚,形态规则,与腓总神经相连。超声提示:右侧腘窝腓总神经鞘瘤(图 4-204、图 4-205)。

手术所见:术中见包块位于腓总神经外膜内,充分显露神经近远端,见直径约 1cm 的圆形包块,呈灰黄色,质韧。切开神经外膜,注意保护腓总神经,将包块小心剥离,见有细小神经束支相连,予以切断并将包块彻底切除。

病理结果:(右侧腘窝)腓总神经细胞性神经鞘瘤。

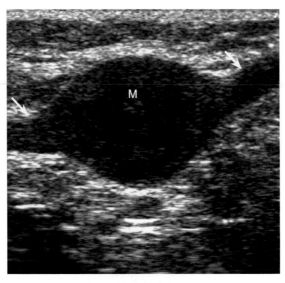

图 4-204　腓总神经鞘瘤声像图

注:箭头所指为腓总神经,M 为神经鞘瘤

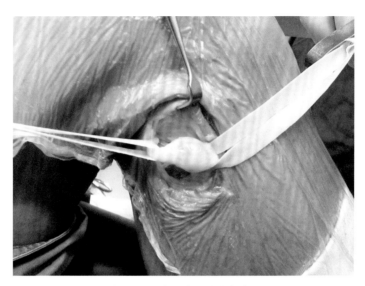

图 4-205 腓总神经鞘瘤术中图

病例 82

病例摘要:患者,男,42 岁。主诉:右小腿近端后侧间断性疼痛 3 年。现病史:患者于 3 年前,无明显诱因出现右小腿近端后侧间断性疼痛不适,下蹲及劳累时明显,休息及简单活动后缓解。专科查体:右小腿近端后侧可触及包块。右侧膝关节活动度良好。外院 MRI:右侧小腿胫后肌后缘神经鞘瘤可能。

超声所见:右小腿后侧肌层内可见 3.5cm×1.9cm 的低回声区,边界清楚,形态尚规则,与胫神经相连。超声提示:右小腿后侧肌层内实性包块,多考虑来源于胫神经的神经鞘瘤(图 4-206、ER 4-82)。

手术所见:术中可见胫神经包膜内有一 4cm×2cm 包块,切开神经外膜后,将包块完整剥离。

病理结果:(右小腿)丛状神经鞘瘤。

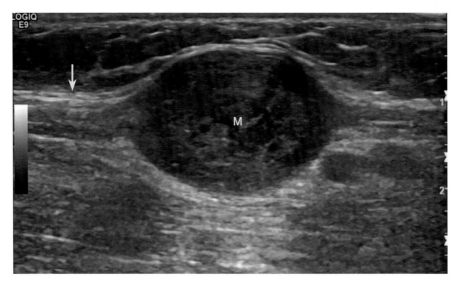

图 4-206　胫神经鞘瘤声像图

注：箭头所指为胫神经，M 为神经鞘瘤

ER 4-82　胫神经鞘瘤动态图及讲解

病例 83

病例 83 内踝胫神经鞘瘤超声检查及术中所见见图 4-207、图 4-208 及 ER 4-83。

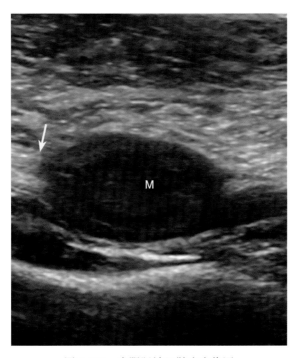

图 4-207 内踝胫神经鞘瘤声像图

注:箭头所指为胫神经,M 为神经鞘瘤

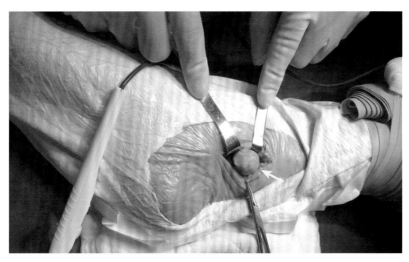

图 4-208 内踝胫神经鞘瘤术中图

注:箭头所指为胫神经鞘瘤

ER 4-83　内踝胫神经鞘瘤动态图及讲解

　　下肢神经鞘瘤类似于上肢神经鞘瘤。当腘窝处出现网状结构包块时,应注意和神经的连续性,鉴别混合性肿物和神经的关系。

　　注意事项:声像图显示可表现为实质型、混合型、囊肿型等,扫查时应注意肿块与神经的关系。

五、坐骨神经囊性变及纤维瘤病(病例 84、病例 85)

病例 84

病例 84 坐骨神经囊性变超声检查及术中所见见图 4-209、ER 4-84。

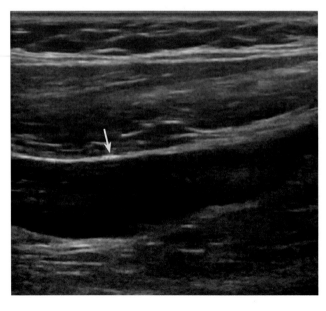

图 4-209　坐骨神经囊性

变声像图

注:箭头所指为坐骨神经

　　囊性变

ER 4-84　坐骨神经囊性变动态图及讲解

病例 85

病例摘要：患者，男，32 岁，左下肢感觉及主动运动功能障碍 1 年就诊。外院 MRI 检查显示，左侧大腿中下段后组肌群脂肪间隙内多发囊状异常信号，静脉曲张？建议进一步检查。转院后行超声检查，提示左侧坐骨神经异常回声，遂行超声造影检查，异常回声内可见造影剂灌注，考虑为神经纤维瘤病（图 4-210、图 4-211、ER 4-85）。

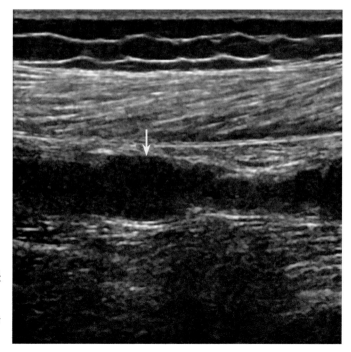

图 4-210　坐骨神经纤维瘤病声像图

注：箭头所指为坐骨神经增粗，回声减低

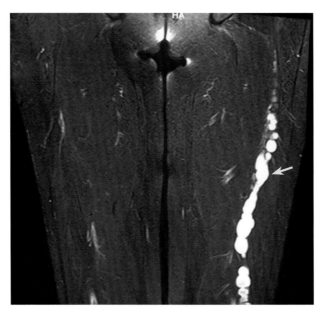

图 4-211　坐骨神经纤维瘤病 MRI 检查

注:箭头所指高信号为神经纤维瘤病

ER 4-85　坐骨神经纤维瘤病超声造影动态图及讲解

小 结

　　以上 2 个病例提示,当超声检查发现神经走行区域的管状结构或囊性回声时,不要误认为是血管或囊肿,需仔细观察血管和神经走行,超声造影可显示神经内血管有造影剂信号出现,帮助鉴别诊断。

六、全身多发神经纤维瘤病（病例86）

神经纤维瘤病（neurofibromatosis，NF）又称多发性神经纤维瘤，为神经皮肤综合征（neurocutaneous syndrome）的一种，是源于神经嵴细胞分化异常而导致的多系统损害的常染色体显性遗传病，常累及神经、肌肉、骨骼、内脏、皮肤，其发病率约为3/10万，因常伴有特征性皮肤斑痣，故又称斑痣性错构瘤病（Phakomatosis），是一种先天发育不良疾病。有15%~20%的神经纤维瘤病患者合并中枢神经系统肿瘤或其他恶性肿瘤。根据临床表现和基因定位分为神经纤维瘤病Ⅰ型（NFⅠ）和Ⅱ型（NFⅡ）。

神经纤维瘤病常见的症状为皮下多发性神经纤维瘤，呈孤立结节状或串珠状生长，大小不等，数量可达数十个甚至数千个，病变累及范围广泛，但以躯干及下肢多见，肿瘤较大时因重力作用而下垂呈"囊袋"状。90%以上的病例表现为多发性，肿瘤直径小于3mm，皮肤呈暗棕色色素沉着，即牛奶咖啡色斑，一般不高出皮肤，色斑间皮肤正常。色斑常伴有毛发生长。除了皮肤表现外，可伴有象皮病、骨骼畸形、中枢神经系统的肿瘤及畸形，某些器官的巨大发育，如巨阑尾畸形、巨指等。30% 神经纤维瘤病的患者可出现骨质缺损、脊柱侧凸、颅骨凹陷、胫腓骨间假关节形成等骨骼改变。肿瘤位于颅内或脊髓腔内时，常常出现压迫症状，如颅内高压、肢体瘫痪、感觉异常等。

病例86

病例摘要：患者，男，10岁。以皮肤可见多处牛奶咖啡斑、双上肢无力就诊。外院行颈部超声检查，疑似颈部淋巴结肿大。转院后诊断为颈部多发神经纤维瘤，随后行上肢、下肢神经检查提示全身多发神经纤维瘤病（图4-212~图4-217、ER 4-86）。

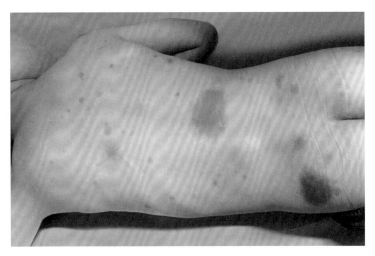

图 4-212　全身多发神经纤维瘤病体表外观图

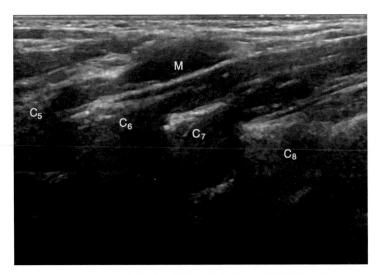

图 4-213　全身多发神经纤维瘤病声像图(累及臂丛神经)

注:C_5、C_6、C_7、C_8 为臂丛神经根,M 为多发神经纤维瘤

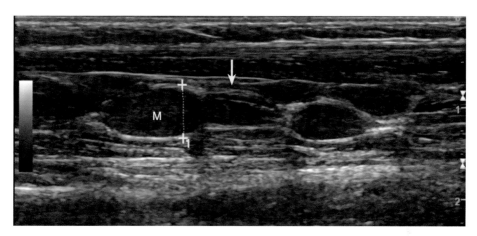

图 4-214 全身多发神经纤维瘤病声像图（累及正中神经）

注：箭头示正中神经，M 为多发神经纤维瘤

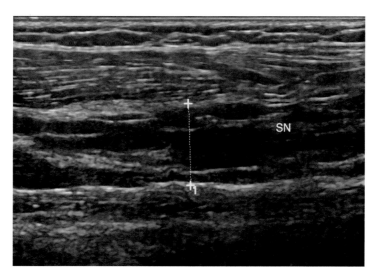

图 4-215 全身多发神经纤维瘤病声像图（累及坐骨神经）

注：SN 为坐骨神经，游标卡尺为坐骨神经增粗

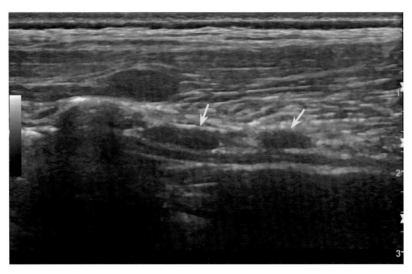

图 4-216　全身多发神经纤维瘤病声像图（累及肋间神经）

注：箭头所指为肋间多发神经纤维瘤

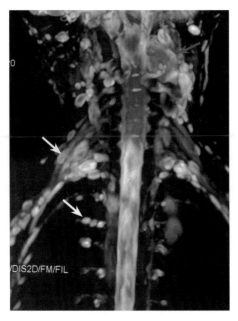

图 4-217　全身多发神经纤维瘤病 MRI 检查

注：红色箭头所指为颈部迷走神经多发神经纤维瘤，黄色箭头所指为臂丛神
经束水平多发神经纤维瘤，白色箭头所指为肋间神经多发神经纤维瘤

ER 4-86　全身多发神经纤维瘤病动态图及讲解

　　此类病例外观较为特殊,看到皮肤有典型的咖啡样斑点应想到此病,首先观察有无神经异常。

　　注意事项:患者常以包块或肿大淋巴结来就诊,超声检查需注意上下肢及颈部臂丛等重要神经区域的扫查,鉴别肿瘤、淋巴结和神经纤维的关系。

七、多灶性运动神经病(病例87)

　　多灶性运动神经病(multifocal motor neuropathy,MMN)是一种由免疫介导的、主要累及运动纤维的、多灶性运动神经病。1982 年 Lewis 等首先描述该病,其电生理特征是存在持续性多灶性传导阻滞(conduction block,CB),病理上以脱髓鞘为主,少数可伴有轻微轴索损害,不伴炎性细胞浸润及水肿;免疫学检查部分患者抗神经节苷脂抗体(GMI)滴度升高;对免疫球蛋白及环磷酰胺等治疗有效。

　　目前,MMN 诊断主要根据欧洲神经病学联盟提出的标准,确定诊断必须满足以下 5 个条件:①缓慢进展或阶梯样进展的局限性不对称性肢体无力,即至少有 2 条神经运动支配区受累,且持续 >1 个月(通常是 6 个月);②无客观的感觉障碍,除下肢可见轻微的震动觉异常;③2 条或以上运动神经出现确诊的 CB;④检测神经中至少 3 条感觉神经传导速度正常;⑤除外上运动神经元损害的体征,无肌张力增高、阵挛、病理征阳性、假性延髓性麻痹中的任一体征。

　　在治疗方面,目前疗效较为肯定的是静脉滴注大剂量丙种球蛋白,此方法对 80% 的患者有效。鉴别诊断方面主要与运动神经元病(motor neuron disease,MND)、慢性炎性脱髓鞘性多发性神经病(chronic inflammatory demyelinating polyneuropathy,CIDP)、Lewis-Sumner 综合征鉴别。鉴别要点:MND 主要表现为不对称起病,一般无感觉症状,腱反射多活跃,进展迅速,脑脊液蛋白一般 <1g/L,应用丙种球蛋白治疗无效,激素治疗无效;CIDP 多为对称性起病,多有感觉主诉症状,腱反射减弱或消失,有复发缓解的过程,脑脊液蛋白一般 >1g/L,应用丙种球蛋白及激素治疗有效;Lewis-Sumner 综合征主要表现为不对称起病,多伴有感觉症状,腱反射多减弱,有复发缓解的过程,应用丙种球蛋白或激素治疗有效。

病例 87

病例摘要:患者,女,32 岁,双手非对称性无力,伴有麻木,手腕下垂,临床治疗后手腕下垂、麻木缓解,但双手无力仍未缓解。曾行中医针灸治疗无效,临床倾向诊断脑血管疾病。超声检查发现正中神经、尺神经呈节段性增粗、回声减低(图4-218、ER 4-87),后行肌电图检查,显示双侧正中神经、尺神经、桡神经及右侧胫神经的运动神经受损,双侧肌皮神经、右侧腋神经的运动神经,以及右侧正中神经的感觉神经波幅偏低。结合临床症状、肌电图及超声检查,综合诊断为 MMN。

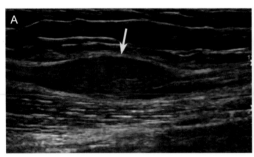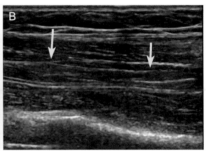

图 4-218　多灶性运动神经病声像图

注:图 A、图 B 中箭头所指为多发神经节段样增粗,回声减低

ER 4-87　多灶性运动神经病动态图及讲解

此类患者在临床中常难以鉴别,多先行肌电图检查或给予营养神经药物。超声检查可发现神经形态学改变,补充肌电图检查的不足,为临床提供可靠影像学依据。

　　注意事项:MMN 患者周围神经常见表现为节段性增粗、回声减低,常累及多个神经,以上肢为主,需与神经卡压综合征、炎性损伤等疾病鉴别。

参考文献:

［1］ Snoj Ž,Riegler G,Moritz T,et al. Brachial plexus ultrasound in a patient with myelodysplastic syndrome and myelosarcoma. Muscle Nerve,2017,56(6):E170-E172.

［2］ Chen DZ,Cong R,Zheng MJ,et al. Differential diagnosis between pre- and postganglionic adult traumatic brachial plexus lesions by ultrasonography. Ultrasound Med Biol,2011,37(8):1196-1203.

［3］ Desai MJ,Daly CA,Seiler JG,et al. Radial to Axillary Nerve Transfers:A Combined Case Series. J Hand Surg Am,2016,41(12):1128-1134.

［4］ Tubbs RS,Collin PG,D'Antoni AV,et al. Sciatic Nerve Intercommunications:New Finding. World Neurosurg,2017,98:176-181.

［5］ Yeap LP,Liang YW,Nakashima H,et al. Impact of keyboard typing on the morphological changes of the median nerve. J Occup Health,2017,59(5):408-417.

［6］ Cartwright MS,Baute V,Caress JB,et al. Ultrahigh-frequency ultrasound of fascicles in the median nerve at the wrist. Muscle Nerve,2017,56(4):819-822.

［7］ Nogueira-Barbosa MH,Lugão HB,Gregio-Júnior E,et al. Ultrasound elastography assessment of the median nerve in leprosy patients. Muscle Nerve,2017,56(3):393-398.

［8］ Soldado F,Bertelli JA,Ghizoni MF. High Median Nerve Injury:Motor and Sensory Nerve Transfers to Restore Function. Hand Clin,2016,32(2):209-217.

［9］ Schuhfried O,Herceg M,Pieber K,et al. Interrater Repeatability of Motor Nerve Conduction Velocity of the Ulnar Nerve. Am J Phys Med Rehabil,2017,96(1):45-49.

［10］ Sallam AA,El-Deeb MS,Imam MA. Nerve Transfer Versus Nerve Graft for Reconstruction of High Ulnar Nerve Injuries. J Hand Surg Am,2017,42(4):265-273.

［11］ Cook S,Gaston RG,Lourie GM. Ulnar Nerve Tendon Transfers for Pinch. Hand Clin,2016,

32(3):369-376.

［12］Cheah AE,Etcheson J,Yao J. Radial Nerve Tendon Transfers. Hand Clin,2016,32(3):323-338.

［13］Song X,Abzug JM. Congenital radial nerve palsy. J Hand Surg Am,2015,40(1):163-165.

第四节　周围神经疾病超声报告书写规范

一、报告书写要点

1. 应重点显示神经连续性、有无中断、神经走行过程中直径有无明显变化、形态有无明显变化、周围有无粘连、局部有无占位病变压迫、局部有无血管骑跨神经、有无神经瘤形成、臂丛神经有无根部撕脱、局部有无囊肿形成等重要信息。

2. 对于神经卡压,应进行双侧对比扫查,但不能仅凭双侧对照后直径有变化就进行诊断,而要结合查体结果,给出最可能的诊断结果,并应请医生结合临床考虑。

3. 对于病变神经周围软组织如肌腱、韧带等有病变损伤,应一并做出描述,尽量提供具体信息。

4. 对于神经损伤手术后复查的患者,神经缝合局部也会形成神经瘤,可进行神经瘤大小、位置等信息的描述,并建议到相关科室就诊。不建议给予神经修复质量及效果的评价,避免纠纷的形成。

5. 对于神经占位性病变,应描述肿瘤与神经的关系,如描述神经鞘瘤两端是否与神经相连。

二、报告示例

示例 1　臂丛神经损伤

超声所见:

双侧臂丛神经对比扫查:左侧臂丛神经发出根部 C_5、C_6 未见神经根显示,C_7、C_8 根部膨大,内径分别为 0.62cm、0.47cm,其根部远端内径变细(0.21cm,0.26cm);上干神经束向上至 C_5、C_6 根部臂丛神经束不连续,锁骨下动脉旁臂丛神经干水平可见瘤样回声形成,分别测上、中、下干内径为0.6cm、0.44cm、0.51cm,左侧臂丛神经横截面积较对侧明显增大,测面积分别为左侧1.97cm²,右侧0.47cm²;束平面以下臂丛神经未见明显异常。

右侧臂丛神经未见明显异常。

超声提示:

左侧臂丛神经损伤(中下干处瘤样改变),考虑臂丛神经节前损伤(撕脱)。

示例2 上臂尺神经、正中神经合并伤

超声所见:

双侧正中神经及尺神经对比扫查:右侧正中神经走行连续,于上臂上段至腋窝可见一段神经局部增粗,内径约0.7cm,长度约3.2cm,内正常束状结构消失,呈低回声;上臂中下段及前臂正中神经走行连续,回声未见异常。右侧尺神经走行连续,于上臂上段至腋窝可见神经局部增粗,内径约0.4cm,长度约2.7cm,内正常束状回声消失,呈低回声;上臂中下段及前臂尺神经走行连续,回声未见异常。

左侧正中神经、尺神经走行连续,束状结构清晰,回声未见异常。

超声提示:

右上臂上段至腋窝处尺神经、正中神经水肿、增粗(神经瘤形成);上臂中下段及前臂正中神经、尺神经走行连续,回声未见异常。

示例3 上臂桡神经卡压,肱骨骨折对位术后钢板压迫所致

超声所见:

双侧桡神经对比扫查:右上臂桡神经走行正常,于肱骨表面上段桡神经旁可见一大小约0.3cm×0.3cm的强回声,后伴彗星尾征,此处桡神经略增粗、水肿,回声减低,测内径约0.52cm,上臂远端桡神经内径约0.35cm,未见明显神经瘤形成。

左侧上臂桡神经走行连续,束状结构清晰,回声未见异常。

超声提示:

右上臂肱骨表面桡神经旁异常回声,桡神经上段略增粗、水肿,回声偏低;考

虑为异物所致卡压或损伤。

示例 4　肘管综合征

超声所见:双侧肘部尺神经对比扫查:左侧肘关节尺神经沟内可见尺神经略增粗,束状结构清晰,回声减低,较厚处内径为 0.32cm,横截面积为 0.38cm^2,显示长度 2.0cm。

右侧肘关节尺神经沟内尺神经走行连续,束状结构清晰,回声未见异常。

超声提示:左侧尺神经沟内尺神经增粗、水肿,回声减低,考虑肘管综合征。

示例 5　腓总神经鞘瘤

超声所见:

右侧腓总神经上段增粗,内径 0.5cm,束状结构消失,距分叉处约 3.4cm 处可见一 4.2cm×5.0cm 的低回声,边界清,形态规则,向下呈束状延伸,两端与神经相连,呈"鼠尾征"。

超声提示:

右侧腓总神经增粗合并瘤样改变,考虑神经鞘瘤。

第五章

超声新技术在周围神经疾病
诊治中的应用及前景

一、弹性成像在周围神经疾病诊治中的应用

实时超声弹性成像（ultrasonic elastography）是一种新兴的无创性超声检测技术。弹性是人体组织的重要物理特性。利用探头沿纵向（轴向）压缩外周神经时，外周神经将产生位移，即弹性应变；实时超声弹性成像图像中以彩色编码的不同表示组织弹性的不同，较软组织弹性模量小，受压后显示为红色，较硬组织弹性模量大，受压后显示为蓝色，中等硬度组织显示为绿色。

常规超声评估外周神经损伤的优势在于可清晰、直观地显示外周神经的分布、走行、形态及病损范围，并能准确定位等。当外周神经出现轻度、不典型损伤或炎性浸润时，常规二维超声扫查神经组织的界面声阻抗差或声散射系数变化可能并不明显，但此时损伤神经的弹性应变（硬度）已发生改变，并且随着损伤时间延长（如瘢痕的形成），硬度变化会愈加明显（图 5-1、图 5-2）。

实时剪切波弹性成像是新兴的超声技术，是采用探头发射安全的声辐射脉冲控制技术在组织不同深度上连续聚焦，产生 Mach Cone 效应（马赫锥效应），被聚焦部位组织粒子高效的振动产生剪切波。由于剪切波是横波，在生物体内传播速度为（1~10）m/s，故可利用达 20 000 帧/s 的超快速成像系统捕获、追踪剪切波得到实时的弹性成像图。获取追踪的剪切波传播速度即得到杨氏模量，杨氏模量值越大，说明剪切波速度越快，组织的硬度越大。由于剪切波传播速度在不同组织各不相同，所以实时剪切波已广泛应用在甲状腺、乳腺、肝脏、脾脏、肾脏等器官病变上，现已有研究利用剪切波弹性成像评估周围神经纤维化或瘢痕化、神经卡压后或神

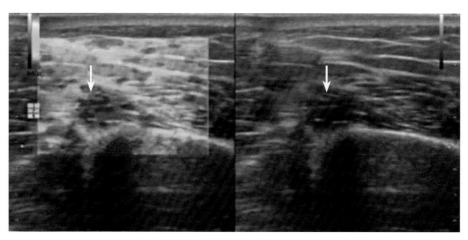

图 5-1　桡神经断裂并瘢痕形成

注:箭头处显示桡神经瘢痕硬度高,RTE 评分 4 分

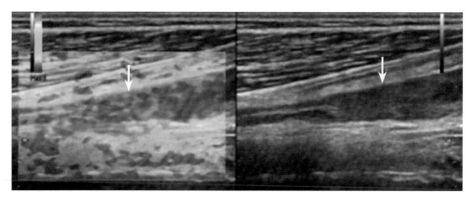

图 5-2　腓总神经损伤并神经瘤形成

注:箭头处显示腓总神经瘤硬度高,RTE 评分 5 分

经炎导致的神经硬度改变,以及神经源性肿瘤的硬度评估,但还有待进一步的技术进步和研究。

二、超声造影在周围神经疾病诊治中的应用

超声造影(contrast enhanced ultrasonography,CEUS)是在常规超声检查的基础上,通过静脉注射超声造影剂,使人体的血流散射信号增强,实时、动态地观察组

织的微血管灌注信息,以增强超声诊断的分辨力、敏感性和特异性。超声造影能有效地提高实质性组织的血流信息,反映正常组织和病变组织的血流灌注差异,提高病变的超声诊断检出率,并对病变良恶性进行鉴别。超声造影检查过程短暂,5~8分钟即可完成,无需皮试、无电离辐射、无肝肾毒性。

超声造影已经广泛应用于浅表器官、腹部脏器、心血管系统等方面的检查,神经造影也见报道。第四章中病例18、26、59及85均为超声造影确诊病例(图5-3、图5-4)。有研究发现,不同时期周围神经损伤超声造影表现均不同。早期(1周内)肉芽组织尚未形成,由于断端小血管破裂,血液渗出周围形成新鲜积血(无回声

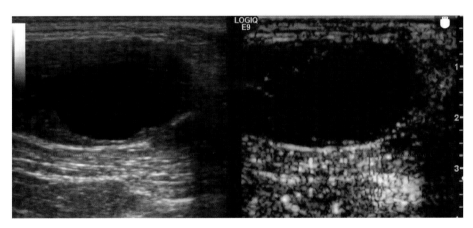

图5-3 臂丛神经鞘瘤囊性变超声造影

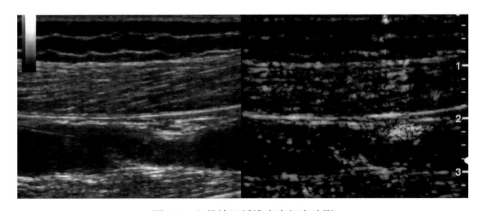

图5-4 坐骨神经纤维瘤病超声造影

区),断裂的神经束膜或神经外膜小血管还未闭塞,造影剂迅速从断裂的小血管内溢出到周围的新鲜积血内。中、晚期(1周以上)肉芽组织或瘢痕形成,由于增生的肉芽组织内新生血管纤细,走行不规则,超声造影表现为非均匀性低增强。数月后,断裂端再生的轴突向各个方向生长、反折形成了创伤性神经瘤,由于血管完全闭塞,损伤处几乎没有造影剂进入。

周围神经损伤不同时期的超声造影表现,可提示临床是否需要早期手术,以避免后期瘢痕形成延误手术时机,且有助于术后疗效的观察和评估。超声造影可准确无创地诊断周围神经损伤,指导选择术式、评估疗效。当神经损伤瘢痕形成后,常导致对神经连续性的错误判断,通过超声造影对神经束膜及神经外膜的血流观察,可以减少误诊的发生。笔者对超声造影评估周围神经损伤后及神经源性病变血流灌注情况的可行性研究,发现损伤神经的血流灌注情况对神经的后期修复起着重要作用,损伤神经周围的血流灌注减少可能对神经的再生修复造成影响,同时对神经病变及囊肿有鉴别作用。因此,应用超声造影成像技术早期评价损伤后神经血流灌注情况对神经修复再生和指导后期治疗有重要意义和临床价值。

三、可视化超声介入在周围神经疾病诊疗中的应用

传统神经阻滞常依据体表解剖标志,定位目标神经,采用盲穿的操作方式。这种神经阻滞的效果常因肥胖、创伤、个体解剖差异所致体表标志不清,以及患者依从性不高等因素使得神经定位不够准确,或麻醉药物不能注射到神经阻滞的理想部位,导致效果较差。临床上常采用加大药物剂量,扩大麻醉范围,达到阻滞效果,常出现麻醉药物毒性不良反应,或误伤神经血管,以及其他常见局部麻醉并发症。超声可视化定位技术因其具有无创和可视的特点,能够较为清晰地显示麻醉区域解剖结构,引导麻醉穿刺进针的方向和深度,可实现精准麻醉,减少麻醉并发症的发生,在临床神经阻滞中的应用越来越广泛。超声介入技术正在使外周神经疾病及疼痛疾病的治疗方式发生着根本变革。超声介入治疗具有操作简单易行、创伤小、准确性高的特点,大大减少了周围神经手术探查、盲目穿刺造成的医源性损伤概率。对周围神经主干及分支卡压、损伤的超声定位诊断、引导治疗及活检

带来革命性进步。

随着研究的深入,超声引导下的神经阻滞发展非常迅速,如应用三维或四维超声成像引导神经阻滞,可行实时三维成像判断药物沿神经血管扩散情况,指导实施神经阻滞等。

目前超声引导下神经阻滞(ultrasound guided nerve block)主要应用于:①硬膜外阻滞;②胸椎旁神经阻滞;③臂丛神经阻滞;④腰丛及股神经阻滞;⑤小儿区域麻醉;⑥颈肩部神经阻滞等。

可视化超声诊疗技术由于其微损伤、方便、实用、易接受等特点成为临床及患者最受欢迎的技术,在临床广泛应用,成为临床医师不可缺少的诊疗工具。超声可视化及诊疗一体化已经成为肌骨超声的发展趋势,包括超声引导下治疗肩峰下滑囊炎、肩袖损伤超声造影、滑囊积液及腱鞘囊肿穿刺抽吸、肌腱炎封闭治疗、周围神经区域阻滞等(图 5-5、图 5-6),患者对微创治疗的接受度更高,肌骨介入超声具有很大的发展前景。

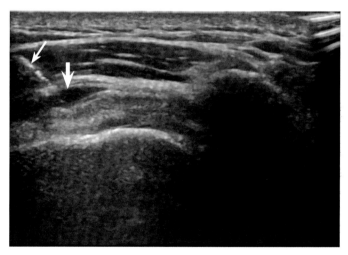

图 5-5　超声引导下肩峰下滑囊注射治疗

注:细箭头示针尖,粗箭头示肩峰下滑囊

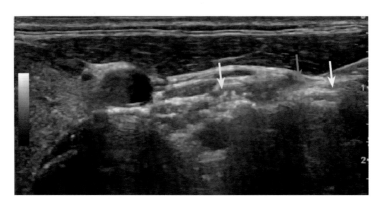

图 5-6　超声引导下颈神经阻滞

注：白箭头示中斜角肌，黄箭头示前斜角肌，蓝箭头示针尖

参考文献：

[1] Daga G, Kerkar PB. Brachial plexus injury after right hepatectomy. Indian J Surg Oncol, 2017,8(2):191-194.

[2] Zhong LY, Wang AP, Hong L, et al. Microanatomy of the brachial plexus roots and its clinical significance. Surg Radiol Anat,2017,39(6):601-610.

[3] Snoj Ž, Riegler G, Moritz T, et al. Brachial plexus ultrasound in a patient with myelodysplastic syndrome and myelosarcoma. Muscle Nerve,2017,56(6):E170-E172.

[4] P.K. Srivastava. High Resolution ultrasound of brachial plexus. Ultrasound in Medicine and Biology,2017,43(1):242.

[5] Kosutic D, Gajanan K. Rare case of a liposarcoma in the brachial plexus. Ann R Coll Surg Engl,2016,98(7):e106-108.

[6] Chen AM, Yoshizaki T, Velez MA, et al. Tolerance of the brachial plexus to high-dose reirradiation. Int J Radiat Oncol Biol Phys,2017,98(1):83-90.

[7] Chen DZ, Cong R, Zheng MJ, et al. Differential diagnosis between pre- and postganglionic adult traumatic brachial plexus lesions by ultrasonography. Ultrasound Med Biol,2011,37(8): 1196-1203.

[8] Zheng M, Zhu Y, Zhou X, et al. Diagnosis of closed injury and neoplasm of the brachial plexus by ultrasonography. J Clin Ultrasound,2014,42(7):417-422.

[9] Zhu YS, Mu NN, Zheng MJ, et al. High-resolution ultrasonography for the diagnosis of brachial plexus root lesions. Ultrasound Med Biol,2014,40(7):1420-1426.

［10］王金锐,刘吉斌.肌肉骨骼系统超声影像学.北京:科学技术文献出版社,2007.

［11］崔立刚.外周神经超声图谱.北京:北京大学医学出版社,2014.

［12］王月香.肌骨超声必读.北京:科学出版社,2013.

［13］郭瑞君.肌肉骨骼系统超声学.北京:人民卫生出版社,2008.

［14］Desai MJ,Daly CA,Seiler JG,et al. Radial to axillary nerve transfers:a combined case series. J Hand Surg Am,2016,41(12):1128-1134.

［15］Tubbs RS,Collin PG,D'Antoni AV,et al. Sciatic nerve intercommunications:new finding. World Neurosurg,2017,98:176-181.

［16］Aubuchon A,Arnold WD,Bracewell A,et al. Sciatic neuropathy due to popliteal fossa nerve block. Muscle Nerve,2017,56(4):822-824.

［17］Arányi Z,Polyák I,Tóth N,et al. Ultrasonography of sciatic nerve endometriosis. Muscle Nerve,2016,54(3):500-505.

［18］Yeap LP,Liang YW,Nakashima H,et al. Impact of keyboard typing on the morphological changes of the median nerve. J Occup Health,2017,59(5):408-417.

［19］Cartwright MS,Baute V,Caress JB,et al. Ultrahigh-frequency ultrasound of fascicles in the median nerve at the wrist. Muscle Nerve,2017,56(4):819-822.

［20］Nogueira-Barbosa MH,Lugão HB,Gregio-Junior E,et al. Ultrasound elastography assessment of the median nerve in leprosy patients. Muscle Nerve,2017,56(3):393-398.

［21］Billakota S,Ruch DS,Hobson-Webb LD. Ultrasound imaging of median nerve conduit in a patient with persistent median nerve symptoms. J Clin Neurophysiol,2018,35(1):e1-e2.

［22］Soldado F,Bertelli JA,Ghizoni MF. High median nerve injury:motor and sensory nerve transfers to restore function. Hand Clin,2016,32(2):209-217.

［23］Schuhfried O,Herceg M,Pieber K,et al. Interrater repeatability of motor nerve conduction velocity of the ulnar nerve. Am J Phys Med Rehabil,2017,96(1):45-49.

［24］Sallam AA,El-Deeb MS,Imam MA. Nerve transfer versus nerve graft for reconstruction of high ulnar nerve injuries. J Hand Surg Am,2017,42(4):265-273.

［25］Coraci D,Giovannini S,Imbimbo I,et al. Ulnar nerve dislocation at the elbow:the role of ultrasound. World Neurosurg,2017,103:934-935.

［26］Cook S,Gaston RG,Lourie GM. Ulnar nerve tendon transfers for pinch. Hand Clin,2016,32(3):369-376.

［27］Jayendrapalan J,Ramesh VG,Karthikeyan KV,et al. Primary lymphoma of the radial nerve presenting as nerve sheath tumor. Neurol India,2018,66(1):258-260.

［28］Ljungquist KL,Martineau P,Allan C. Radial nerve injuries. J Hand Surg Am,2015,40(1):

166-172.

[29] Cheah AE,Etcheson J,Yao J. Radial nerve tendon transfers. Hand Clin,2016,32(3):323-338.

[30] Song X,Abzug JM. Congenital radial nerve palsy. J Hand Surg Am,2015,40(1):163-165.

[31] 王磊,卢漫,贺凡丁,等. 不同时期周围神经损伤的超声造影特征研究. 中国超声医学杂志,2014,30(3):262-265.

52检